UNSPEZIFISCHE THERAPIE

UND NATÜRLICHE ABWEHRVORGÄNGE

VON

DR. FERDINAND HOFF

PRIVATDOZENT FÜR INNERE MEDIZIN
AN DER UNIVERSITÄT ERLANGEN

MIT 15 ABBILDUNGEN

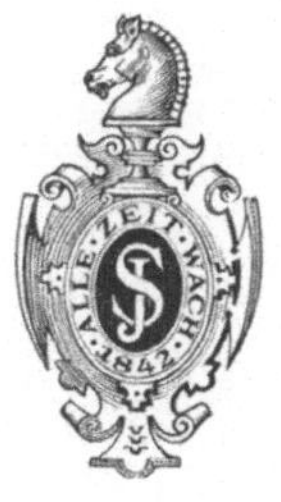

BERLIN
VERLAG VON JULIUS SPRINGER
1930

ISBN-13: 978-3-642-98558-4   e-ISBN-13: 978-3-642-99373-2

DOI: 10.1007/978-3-642-99373-2

Vorwort.

Die Methoden der unspezifischen Krankenbehandlung haben, nachdem sie lange Zeit im Schatten der großartigen Fortschritte der spezifischen Immunitätslehre vernachlässigt waren, in den letzten Jahren einen großen Aufschwung genommen, und die jüngsten Ergebnisse der unspezifischen Therapie, etwa die Fieberbehandlung der progressiven Paralyse und anderer Krankheiten, die Ernährungsbehandlung bei Entzündungen und Wunden sowie bei Tuberkulose, stehen heute im Vordergrund des ärztlichen Interesses. Für jeden Arzt besteht die Notwendigkeit, sich mit den Grundlagen der unspezifischen Behandlungsmethoden vertraut zu machen.

Das vorliegende kleine Buch macht den Versuch, die wichtigsten *Grundlagen* der unspezifischen Therapie darzustellen. Auf Vollständigkeit der Darstellung erhebt diese Arbeit, wie schon ihr Umfang zeigt, keinen Anspruch. Die außerordentlich umfangreiche Literatur, die z. B. in den schon 6—7 Jahre zurückliegenden Monographien von PETERSEN und WEICHARDT bzw. STEJSKAL eine Bearbeitung gefunden hat, wird nur so weit berücksichtigt, als sich bereits durchgehende Gesetzmäßigkeiten von praktischer Bedeutung in der Menge der Einzeltatsachen erkennen lassen. Es soll auch nicht das große Heer der bei der unspezifischen Behandlung benutzbaren Mittel aufgezählt oder die speziellen Indikationen dargestellt werden. Hier möchten wir besonders auf das neue schöne Buch von KÖNIGER ,,Krankenbehandlung durch Umstimmung'' hinweisen. In den Vordergrund der Darstellung werden dagegen die *physiologischen Grundlagen* der unspezifischen Therapie gestellt werden, wie sie sich besonders aus methodischen klinischen Untersuchungen und aus experimentellen Forschungen ergeben.

Da die unspezifische Therapie eine planmäßige Unterstützung der *natürlichen Abwehrvorgänge* des Organismus anstrebt, schien uns eine Darstellung dieser *Abwehrvorgänge,* soweit wir sie überblicken können, besonders wesentlich zu sein. Für viele am Krankenbett entstehende Fragen können noch keine gesicherten Regeln aufgestellt werden. Es läßt sich auch das ärztliche Handeln am Krankenbett ganz besonders auf dem Gebiet der unspezifischen Therapie nur sehr unvollkommen in einem Buch darstellen; diese individuelle Aufgabe des denkenden Arztes setzt aber die Erwerbung der theoretischen Grundlagen der Heilmethoden voraus.

Der Plan dieser Darstellung entstand nicht allein, weil unseres Erachtens für eine zusammenfassende Darstellung der theoretischen Grundlagen dieses Gebietes gerade im Hinblick auf die viel erörterten neuesten Ergebnisse ein Bedürfnis vorliegt. Vielmehr haben ausgedehnte eigene Untersuchungen des Verfassers, die zunächst wissenschaftlichen Einzelproblemen dienen sollten, engste Zusammenhänge mit den Fragen der unspezifischen Therapie. Die Absicht, diese Ergebnisse auch zusammenfassend für die Probleme der Krankenbehandlung nutzbar zu machen, hat mich während der über die letzten 7 Jahre sich erstreckenden Einzeluntersuchungen begleitet. Wenn ich mir auch darüber klar bin, daß bei diesem so großen Forschungsgebiet die eigenen Untersuchungen nur geringfügige Beiträge darstellen, so hoffe ich doch, daß sie einzelne neue Gesichtspunkte schaffen können.

Dankbar bin ich mir bewußt, wieviel ich für die vorliegende Darstellung meinen Lehrern verdanke. In die Zeit meiner langjährigen Tätigkeit am Kieler Krankenhaus unter G. HOPPE-SEYLER fallen die Untersuchungen über die Wirkung der Behandlung durch Hautreize, Erfahrungen über die Behandlung mit einseitigen Ernährungsformen, insbesondere mit „saurer Kost", die damals besonders ANDERSEN an der Klinik HOPPE-SEYLERs studierte. Auch habe ich in dieser Zeit einen großen Teil der Untersuchungen über die Veränderungen des Blutes gemacht, welche in dieser Arbeit eine wesentliche Rolle spielen. Im physikalisch-chemischen Laboratorium in Kiel unter H. SCHADE hatte ich Gelegenheit, mich mit den physikalisch-chemischen Vorgängen bei der Entzündung, diesem wichtigsten Abwehrvorgang, mit den Änderungen im Säurebasenhaushalt und anderen physikalisch-chemischen Veränderungen der Körpersäfte zu befassen. Die letzten Jahre schließlich in der Klinik L. R. MÜLLERs in Erlangen legten mir durch die auf das vegetative Nervensystem hinzielende Arbeit dieser Klinik die eingehende Beschäftigung mit den vegetativen Regulationsvorgängen besonders nahe. Bei der Niederschrift der Arbeit habe ich empfunden, wie vielfach die eigene Arbeit durch die Eindrücke der durchlaufenen Schule immer wieder befruchtet wird.

Erlangen, im März 1930.

F. HOFF.

Inhaltsverzeichnis.

I. Einleitung. Lokale und spezifische Behandlung — Allgemeinbehandlung und unspezifische Umstimmung. Fiebertherapie.

Die Methoden der Krankenbehandlung haben naturgemäß zu jeder Zeit den Stempel an sich getragen, der ihnen von den großen medizinischen Entdeckungen, von den umfassendsten Theorien dieser Zeit aufgeprägt wurde.

Wenn wir uns fragen, was unsere heutigen Behandlungsmethoden vor allem von der Therapie vor 100 Jahren unterscheidet, so lautet die Antwort: Sie haben ihre neue Form gewonnen infolge der Cellularpathologie von VIRCHOW, der Fortschritte der Bakteriologie und Immunitätslehre, die wir KOCH, EHRLICH und PASTEUR verdanken, infolge der chemotherapeutischen Fortschritte, die sich auch ganz besonders an den Namen EHRLICHS knüpfen und infolge der experimentellen Pharmakologie, wie sie SCHMIEDEBERG begründete. Die durch die Cellularpathologie erworbene außerordentliche Erweiterung unserer Kenntnisse über die Lokalisation der Krankheiten zusammen mit der von der Bakteriologie befruchteten Lehre von Antisepsis und Asepsis führte zu einem unerhörten Aufschwung der Chirurgie sowie zu einem Ausbau der *lokalen* Behandlungsmethoden wie Lumbalpunktion, Gehirnpunktion, Nierenbeckenspülung, Duodenalsondierung usw. — Bakteriologie und Immunitätslehre brachten das Tuberkulin, die Vaccinetherapie, Diphtherie- und Tetanusserum und manches andere. Die Chemotherapie hatte in ihrem Gefolge zahlreiche neue Medikamente vom Salvarsan angefangen bis zum Germanin, Plasmochin, den MORGENROTHschen Chininderivaten und den Akridinfarbstoffen hin. Die experimentelle Pharmakologie schließlich bescherte uns entsprechend ihrer Methodik, vor allem mit isolierten Organen zu arbeiten, weiter eine Unmenge von chemisch und pharmakologisch eingehend studierten Pharmaka, welche ganz besonders in der *symptomatischen Behandlung* isolierter Organstörungen eine große Bedeutung erlangt haben.

Allmählich empfanden die Ärzte, daß diese großartigen Neuerungen doch gelegentlich mit einseitigen Übertreibungen einhergingen, und daß sie andererseits nicht alle hochgespannten Erwartungen erfüllten.

Wir denken an die Übertreibung der lokalen Behandlung etwa bei der operativen Verlagerung oder Festnähung angeblich falsch gelagerter oder gesenkter Organe, die so oft bei rein seelischen Störungen vorgenommen wurden, an die Enttäuschungen der Tuberkulosebehandlung trotz Auffindung der bakteriologischen Ursache, an die sinnlose Vielgeschäftigkeit bei Einspritzungen oder Verordnungen einer Unmasse von chemotherapeutischen und pharmakologischen Stoffen.

Dagegen wurden zahlreiche *Errungenschaften der ärztlichen Erfahrung*, die sich nicht ohne weiteres den wissenschaftlichen Erklärungen einordneten, diskreditiert, abgeschafft oder doch nur mit Geringschätzung geduldet. Wir denken etwa an Aderlässe und Abführmaßnahmen, an diätetische Verordnungen, Bäder oder Schwitzkuren, an Salbeneinreibungen und Massage, kurz an alle die alten Heilmethoden, die nicht auf eine bestimmte Lokalisation, nicht auf einen bestimmten Erreger, nicht auf klare chemotherapeutische Ziele oder auf pharmakologisch-symptomatische Organbehandlung hinzielten. Schließlich mußte bei einer solchen Einstellung auch die *seelische Behandlung* des Menschen notleiden, und die seelisch-funktionellen Störungen ohne Organbefund und ohne bakterielle Erreger, etwa die hysterischen Krankheitsbilder, die in früheren Zeiten infolge ihrer eindrucksvollen Erscheinungen eine besondere Anteilnahme gefunden hatten, erschienen vielen Ärzten als ein lästiges und des wissenschaftlich denkenden Arztes nicht ganz würdiges Krankheitsgebiet.

Der *praktische Arzt*, der am stärksten in seiner täglichen Arbeit empfinden mußte, wie oft doch trotz der genannten großen Fortschritte die ärztliche Wissenschaft ihn in der Not der Krankheit im Stiche läßt, behielt meist das Rüstzeug der alten allgemeinen Behandlungsmethoden bei, welches vor dem Forum der neuen wissenschaftlichen Anschauungen anscheinend keine wirkliche Existenzberechtigung nachweisen konnte. So erklärt sich, daß gelegentlich ein gewisser Zwiespalt zwischen der sog. Schulmedizin und der Kunst des praktischen Arztes empfunden werden konnte. So führte die jüngste Entwicklung der Therapie naturgemäß dazu, sich zu besinnen, ob nicht mancher der alten Methoden doch eine wissenschaftlich erfaßbare Bedeutung zukäme. Wir stehen heute in einer Zeit, die wiederum Aderlässe und Diätmaßnahmen, Bäder und Massage, Leibesübungen und die sog. Naturheilverfahren, Psychotherapie und Psychoanalyse in den Vordergrund des Interesses rückt. Die modernsten therapeutischen Bestrebungen sind nicht allein auf Grund der Lokalisationslehre, der Bakteriologie und spezifischen Immunitätslehre als *spezifische Methoden* aufgebaut, sondern wir hören von *allgemeiner Leistungssteigerung*, von *unspezifischer* Immunität, von allgemeiner Kolloidtherapie und von Krankenbehandlung durch *allgemeine Umstimmung* (vgl. BIER, WEICHARDT, PETERSEN und WEI-

CHARDT, MUCH, STEJSKAL, MATTHES und ASCHNER, und besonders die jüngste wertvolle Darstellung von KÖNIGER).

Alte, ehrwürdige Behandlungsmethoden erfahren mit neuen wissenschaftlichen Begründungen eine Rehabilitierung, so das Glüheisen (BIER), die Diätbehandlung bei Wunden, Tuberkulose und anderen Krankheiten (ANDERSEN, SAUERBRUCH, HERRMANNSDORFER). Selbst die homöopathische Lehre HAHNEMANNs findet bei führenden Ärzten Fürsprache. Das Blut von Menschen und Tieren, das seit Jahrtausenden als Heilmittel verwendet wurde, findet in der Eigenblut- bzw. Tierblutbehandlung wieder häufige Verwendung. Erst kürzlich haben wir uns davon überzeugen müssen, daß die Organtherapie, die wir in Gestalt der Lebertherapie bei der gefährlichsten Form der Blutarmut als neueste Errungenschaft begrüßten, bereits in der alten persisch-orientalischen Heilkunde bei den gleichen Krankheitsbildern ihre ganz gleichartige Verwendung hatte (NASSROLLAH). Vor allem aber haben wir ein altes therapeutisches Gebiet betreten, wenn wir *heute künstliche Entzündungen oder Infektionen* zur Bekämpfung sonst schwer beeinflußbarer Krankheitsbilder heranziehen; hier führt ein direkter Weg von dem Ferrum candens der hippokratischen Ärzte, von den Haarseilen, Moxen und Fontanellen der alten Volksmedizin über die von EDWARD JENNER vor 150 Jahren durch Brechweinsteinsalbe hervorgerufenen schweren Hautentzündungen, über die Behandlung der Paralyse durch Herbeiführung von künstlichen Eiterungen am Schädel durch L. MEYER 1877, zur modernen Behandlung der progressiven Paralyse durch WAGNER-JAUREGG vermittels Malaria oder sonstiger Infektionskrankheiten.

In eindrucksvoller Weise können wir den Kreis zwischen ältester und neuester Medizin geschlossen sehen, wenn wir unsere neuesten Werke über Heilbehandlung durch Umstimmung vergleichen etwa mit den Schriften des THESSALUS VON THRALLES der alten griechisch-römischen Medizin, welcher die Behandlung chronischer Krankheiten durch eine μετασυνκρισις, also durch eine Umstimmung herbeiführen wollte und hierzu Senf- und Pechpflaster sowie heiße Sandumschläge und Bäder und besonders auch scharfe Speisen, die sog. δριμυφαγια verordnete.

Wenn hierin also ganz zweifellos ein außerordentlicher Umschwung in unserer therapeutischen Denkart stattgefunden hat, so halten wir es dennoch für *falsch, hierbei mit einem abgebrauchten Schlagworte von einer Krisis der Medizin zu reden.* Auch diese neuen Wege und diese Besinnung auf alte Weisheit sind die natürliche Folge einer ganz organischen Weiterentwicklung der medizinischen Wissenschaft. Wir verweisen hier auf den Ausbau der Lehre von der inneren Sekretion, welche von der Organstörung im Sinne der Cellularpathologie wieder auf den Gesamtorganismus und auf seine allgemeine Umstimmung durch körpereigene

Säfte hinweist. Auch die moderne Konstitutionslehre, die etwa mit
MARTIUS beginnt, betonte die Wichtigkeit des Gesamtorganismus und
lehrte uns z. B., daß seine Empfänglichkeit bei Infektionskrankheiten
oft für das Schicksal des Individuums von größerer Bedeutung sein
kann, als das Eindringen von Mikroorganismen. Vor allem aber ist durch
die moderne *physikalisch-chemische Forschung* in ungeahnter Weise gezeigt worden, wie die Säfte des Gesamtorganismus in gesetzmäßiger
Weise in krankhaften Zuständen verändert sind (vgl. SCHADE, HÖBER.)
Ohne Zweifel kann man hier von dem Wiederaufleben einer jetzt durch
Methoden exakter naturwissenschaftlicher Forschung gestützten *Humoralpathologie* sprechen, und hiermit ist die Voraussetzung für die
Versuche einer allgemeinen humoralen Umstimmung gegeben. Wenn
wir schließlich noch darauf hinweisen, daß mehr und mehr die den
Lebensvorgängen im Körper übergeordneten zentral-nervösen Regula-
tionseinrichtungen in den Vordergrund treten, wenn wir an die Forschungen L. R. MÜLLERs und seiner Schule über das vegetative Nervensystem und an die Theorien über das Zusammenwirken nervöser und
physikalisch-chemischer Vorgänge im Gebiet der vegetativen Regulation
im Sinne von F. KRAUS denken, so sehen wir hierin den Beginn einer
Synthese unserer früheren Kenntnisse über lokale Störungen zu einer
Beurteilung des Gesamtorganismus. Auch hier also ist eine wichtige
Vorarbeit geschaffen für eine auf den Gesamtorganismus hinzielende
allgemeine Umstimmung.

Diese theoretischen Voraussetzungen waren die innere Ursache
jener großen therapeutischen Welle, welche weniger auf *spezifische*
Bekämpfung der Krankheitserreger oder der *örtlichen* Krankheit als
auf eine *unspezifische Steigerung der Abwehrkräfte des Gesamtorganismus*
hinarbeitet. Es gibt kaum eine Krankheit, bei der eine solche Therapie
nicht versucht wurde; wir nennen nur Gelenkrheumatismus, Gonorrhöe,
Arteriosklerose, Epilepsie, Endocarditis lenta, Diabetes, um anzudeuten,
daß in der Tat die verschiedenartigsten Krankheitsbilder Anlaß zu
solchen therapeutischen Versuchen gaben. Ebenso endlos und verschiedenartig ist die Zahl der für solche unspezifische Therapie empfohlenen
Mittel, von denen wir etwa an folgende erinnern möchten: Brenneisen,
Bluteinspritzungen, Hautreize, Injektionen von Eiweiß, Schwefel,
Ameisensäure, Silicium, Terpentin und von zahlreichen anderen Stoffen
mehr. Es dürfte seit langem kaum eine therapeutische Ära gegeben
haben, die so uneingeschränkt in ihren Indikationen und so verschiedenartig in ihrer Methodik gewesen ist, wie diese Periode, in der wir auch
heute noch stehen.

Nun erscheint es uns klar, daß eine Rückkehr zu den auf den alten
Vorstellungen der μετασυνκρισις beruhenden therapeutischen Methoden
nur dann einen bleibenden Wert gewinnen kann, wenn wir entsprechend

den außerordentlichen Fortschritten der naturwissenschaftlichen Medizin im letzten Jahrhundert versuchen, *unter Heranziehung der gesamten modernen medizinischen Methodik eine gründliche und gewissenhafte Sichtung dieser in großer Anzahl vorgeschlagenen Heilmethoden vorzunehmen.* Die Uferlosigkeit der Indikationen und der Mittel bedarf einer gewissenhaften Auslese des wirklich Brauchbaren, wenn ein Fortschritt gewonnen werden soll.

Eine fast unübersehbare Literatur liegt bereits vor, welche den Versuch macht, die hier gestellte Forderung zu erfüllen. Es mangelt nicht an Theorien, welche die Heilwirkung der sog. unspezifischen Therapie erklären wollen. Wir werden versuchen, hier einige Übersicht zu gewinnen, wobei die Hauptaufgabe sein wird, einige bereits klar erkennbare Gesichtspunkte aus dem Durcheinander von unübersehbaren Einzelheiten herauszustellen. Wir glauben, daß es Vorbedingung für einen solchen Versuch ist, *das große hier vorliegende Problem in kleinere Einzelfragen aufzulösen.* Demgegenüber versuchen die am meisten erörterten Theorien dieses Gebietes, alle Erscheinungen möglichst durch einen einzigen einfachen Begriff zu umfassen. Am Krankenbett hilft uns aber nicht ein Schlagwort, welches den Anspruch erhebt, für unzählige Krankheitsfälle eine Regel aufzustellen, sondern nur klare präzise und detaillierte Angaben, was in diesem Einzelfall nützt. Daß umfassende theoretische Begriffe nur wenig geeignet sind, Klärung in die Einzelheiten der therapeutischen Wirkung zu bringen, zeigen besonders vielgebrauchte Schlagwörter wie „omnizelluläre Protoplasmaaktivierung", „Reizkörpertherapie", „Kolloidtherapie" und „Umstimmungsbehandlung". Wir verkennen nicht, daß hinter diesen Worten eine große Menge systematischer, z. T. experimenteller Arbeit steht. Wir werden sie im einzelnen z. T. noch würdigen. Alle diese Begriffe *umschreiben* aber im Grund nur die Tatsache, daß durch die in Betracht kommenden Behandlungsmethoden eine Änderung im Organismus herbeigeführt werden soll, ohne daß sie die wichtigsten Fragen beantwortet, wie diese Änderung zustande kommt, und wie man im einzelnen vorgehen muß, um einen therapeutischen Erfolg zu erreichen.

Insbesondere ist zu betonen, daß der Begriff „*Reiz*" nur geeignet ist, Unklarheit zu verbreiten, wenn er in so allgemeiner Art angewandt wird. Nach VERWORN ist „Reiz jede Veränderung einer Lebensbedingung, mag sie von außen oder von innen an die Zelle herantreten". Naturgemäß bildet also auch jede wie immer geartete Behandlungsmethode einen Reiz, wie auch jede Krankheit mit Reizzuständen einhergeht. Für eine Ordnung unserer Vorstellungen und für eine Gewinnung eines therapeutischen Programms ist dieser grenzlose Begriff ungeeignet. Daß solche Reize eine *omnizelluläre* Wirkung entfalten im Sinne einer

Leistungssteigerung *aller* Zellen, erscheint uns auch nicht richtig. Wir werden sehen, daß der gleiche Reiz auf verschiedene Zellarten gleichzeitig geradezu entgegengesetzt wirken kann, beispielsweise auf die neutrophilen Zellen und die Lymphocyten. Die *Leistungssteigerung* schließlich des Gesamtorganismus ist leider nicht die regelmäßige Folge der therapeutischen Maßnahmen, sondern nur ihr Ziel. Wir suchen also nach theoretischen Grundlagen, die uns ermöglichen, dieses Ziel möglichst sicher zu erreichen. Durch die Aufstellung des theoretischen Begriffes Leistungssteigerung ist dieses Ziel nicht erreicht. Auch der Begriff Kolloidtherapie sagt zunächst nur die Selbstverständlichkeit, daß mit den therapeutisch herbeigeführten Änderungen im Organismus auch Änderungen der Kolloide des Körpers auftreten, ohne daß wir über die Gesetzmäßigkeiten dieser Änderungen Einzelheiten erfahren.

Die Folge der Versuche, die Fülle der Einzelheiten, die auf dem Gebiet der unspezifischen Therapie vorliegen, in den Rahmen einer *einzigen* umfassenden Theorie hineinzuzwängen, ist eine große Unklarheit. Dies wollte wohl auch GRUBER ausdrücken, als er in der Vereinigung für Mikro-Biologie 1922 fragte: „Was ist dann eigentlich keine Reizkörpertherapie?" Wir empfinden diese Schwierigkeit noch stärker, wenn ein bedeutender Arzt wie BIER glaubte, den Satz prägen zu dürfen: „Spritzt irgendeinen Dreck ein, der Zersetzung und damit Fieber und Entzündung hervorruft, und welcher täte das in geeigneter Dosierung und Anwendung nicht, so könnt ihr eine Heilwirkung erzielen."

Ein solcher Standpunkt, besonders wenn er, wie es geschehen ist, Studenten gegenüber vertreten wird, kann zu schweren Mißverständnissen führen und trägt in sich die Gefahr der methodischen Anarchie. Wir brauchen klare Regeln, Abgrenzung des kritisch Erprobten von den zahlreichen, noch ganz problematischen Vorstellungen.

Nur auf wenigen Gebieten sind derartige klare und erprobte Ergebnisse bereits vorhanden. Am wenigsten sind die Erfolge der unspezifischen Behandlung wohl umstritten bei der *progressiven Paralyse*. Es erscheint uns deswegen zweckmäßig, in unseren Überlegungen von dem Bezirk festen Bodens, der hier bereits zu erkennen ist, auszugehen.

Es ist seit langem bekannt, daß bestimmte interkurrente Erkrankungen, wie Malaria, Eiterungen mit hohem Fieber, Erysipel usw. auf den sonst hoffnungslosen Verlauf dieser Krankheit gelegentlich einen ungewöhnlich günstigen Einfluß ausüben. Wir haben inzwischen gelernt, durch künstliche Herbeiführung derartiger Infektionskrankheiten eine solche günstige Beeinflussung in vielen Fällen willkürlich zu erreichen.

Wenn diese Beobachtungen eine theoretische Erklärung erfahren sollen, so erscheint es zunächst zweckmäßig, methodisch genau zu untersuchen, *welche Veränderungen im Organismus bei solchen Infektionskrankheiten ablaufen*, und sich dann zu fragen, ob diese Veränderungen alle, oder ob einzelne von ihnen geeignet sind, günstig auf eine andere Krankheit einzuwirken.

II. Die gesetzmäßigen Änderungen im Organismus bei natürlichen Fieberzuständen.

Die Erfahrung hat gelehrt, daß auf den Verlauf der *Paralyse* und anderer *spätsyphilitischer Störungen* besonders diejenigen Krankheiten günstig einwirken, die mit verhältnismäßig *kurzen und hochgradigen Fieberzuständen* einhergehen. Erysipel, Malaria, pyämische Fieberzacken sind besonders günstig wirksam, während z. B. Typhus eine geringe therapeutische Wirksamkeit hat. O. FISCHER, der besonders auf diese Zusammenhänge hingewiesen hat, betont ferner, daß explosionsartig auftretendes Fieber günstiger wirkt als langsames und niedriges Fieber. Auch bei künstlich herbeigeführtem Fieber sehen wir, daß kurze und hohe Fieberzacken besonders wirksam sind, vor allem, wenn sie sich öfter wiederholen.

Wenn wir nun die Veränderungen, die hierbei im Organismus ablaufen, methodisch untersuchen, so lassen sich für die verschiedenartigsten Fieberzustände, einerlei, ob es sich um Erysipel oder Angina, um Pneumonie oder pyämische Fieberzacken, um natürliche Malaria oder Rückfallfieber handelt, eine Reihe von Gesetzen aufstellen, die mit weitgehender Regelmäßigkeit zu beobachten sind.

Wir unterscheiden hierbei zweckmäßig *zwei Phasen* der Vorgänge: *Fieberanstieg und Fieberhöhe als erste Phase*; *Fieberabfall und die folgenden Tage der „Rekonvaleszenz" als zweite Phase*. (Einige Ausnahmen von der Regel sollen später eingehend besprochen werden.)

Zunächst sehen wir bei solchen fieberhaften Erkrankungen, wie seit langem bekannt, bestimmte Veränderungen des *morphologischen Blutbildes*, die wir als *„gesetzmäßige Reaktionsfolge der Leukocyten"* bezeichnet haben. In der ersten Phase zusammen mit dem Fieber besteht eine Neigung zu Leukocytose infolge vermehrter Auschwemmung von Knochenmarksformen, die durch die prozentuelle Vermehrung von jungen myeloischen Zellen gekennzeichnet ist (myeloische Linksverschiebung). In der zweiten Phase des Fieberabfalles verringert sich die Zahl der Leukocyten infolge verminderter Ausschwemmung von Knochenmarkszellen. Es sind relativ wenig myeloische Jugendformen im Blut vorhanden, dagegen relativ mehr Lymphocyten. Während der myeloischen Linksverschiebung auf der Höhe des Krankheitsbildes pflegen mit einigen Ausnahmen (Scharlach) die eosinophilen Zellen zu verschwinden oder jedenfalls weniger zu werden; während der Lymphocytose der Rekonvaleszenz dagegen nehmen die eosinophilen Zellen zu. SCHILLING hat darauf hingewiesen, daß zwischen der ersten myeloischen Phase und der abschließenden lymphatischen Phase meist noch eine zeitweilige Monocytenvermehrung eingeschaltet ist. Er unterscheidet demnach eine „myeloische Kampfphase", eine „monozytäre Überwindungsphase" und eine „lymphozytäre Heilphase". Wir sind an anderer Stelle (HOFF [9 und 10]) auf diese Gesetzmäßigkeiten der Blutbildänderungen ausführlicher eingegangen.

Neben diesen morphologischen Veränderungen im Blut laufen nun *humorale Gesetzmäßigkeiten* ab, von denen wir besonders auf Veränderungen des *Säurebasenhaushaltes* hinweisen. Seit NAUNYN, MINKOWSKI und GEPPERT kennen wir die sog. *Fieberazidose*, die wir bei kurzdauernden Fieberzacken am einfachsten in Gestalt einer Verminderung der Alkalireserve nachweisen können. Diese Tatsache, auf die wir wiederholt auf Grund eigener umfangreicher Untersuchungen hingewiesen haben, wurde in den letzten Jahren von manchen Seiten bestritten (vgl. die widerspruchsvollen Literaturangaben bei SCHIFF), sie hat aber in jüngster Zeit durch die eingehenden Untersuchungen von MINORU AKIYA eine erneute Bestätigung erfahren. Mit dem Fieberabfall kommt es zu einem Verschwinden der Azidose, wobei meist zeitweilig alkalotische Werte erreicht werden.

Es ist besonders Wert darauf zu legen, daß hierbei im Sinne des klassischen Azidosebegriffes von NAUNYN und MINKOWSKI für die Feststellung der Azidose die Alkalireserve zugrunde gelegt ist. Die mit der Stoffwechselsteigerung des Fiebers oder der Entzündung verknüpfte vermehrte Säureproduktion führt zu dieser Minderung der Alkalireserve. Durch die ausgezeichnete Regulation der H-Ionenkonzentration des Blutes durch das Atemzentrum, welches die vermehrt aus ihren Alkaliverbindungen in Freiheit gesetzte Kohlensäure sogleich zur Abatmung bringt, wird hierbei im allgemeinen eine Vermehrung der Wasserstoffionenkonzentration, eine H-Hyperionie (SCHADE) nicht eintreten. Nach einzelnen Literaturangaben scheint sogar gelegentlich durch vermehrte Abatmung der Kohlensäure eine Überkompensation einzutreten, so daß ein Sinken der H-Ionenkonzentration auftritt, obwohl die Senkung der Alkalireserve auf den vermehrten Einstrom von Säuren in das Blut hinweist. Diese vermehrte Säureproduktion bei Fieber und Entzündung halten wir für das biologisch Wichtige. Für die Entzündung ist diese Azidosewirkung leicht verständlich, da Entzündungsherde die schwersten Azidoseherde darstellen, die überhaupt im Körper vorkommen, wie SCHADE (2) zuerst gezeigt hat, und wie ich auch in zahlreichen Untersuchungen des p_H-Wertes der Entzündung an der Gaskette feststellen konnte. Auch bei infektiösem Fieber sind meist Entzündungsherde im Körper vorhanden. Daß bei schweren Entzündungen eine Azidose auch im Blut nachweisbar ist, wurde jüngst erst wieder von PIUS MÜLLER an der KREHLschen Klinik gezeigt.

Die Fieberazidose ist ausgesprochen bei *kurzen Fieberzacken*. Bei länger dauerndem Fieber ist die Azidose im Blut oft nicht nachweisbar, manchmal sogar eine Alkalose. Es spricht dies nicht ohne weiteres dafür, daß bei längerem Fieber nicht auch vermehrt saure Stoffwechselprodukte gebildet werden sollten, es handelt sich vielleicht vielmehr um eine Überkompensation der Einrichtungen des Körpers, welche eine Säurevergiftung verhindern. Die Parallele mit den Azidosezuständen infolge vermehrter Muskelarbeit liegt hier nahe. Starke Muskelarbeit der sportlichen Anstrengung macht Azidose mit Herabsetzung der Alkalireserve durch vermehrte Bildung von Säuren, insbesondere von Milchsäure (FULL und HERXHEIMER). Die chronische Herbeiführung dieser Sportazidose, wie sie bei regelmäßiger sportlicher Anstrengung im *Training* vorliegt, geht dagegen mit einer *Alkalose* einher. Durch diese vermehrte Pufferung des Blutes, diese Überkompensation im Säurebasenhaushalt des Blutes in alkalotischer Richtung, der für den Trainingszustand charakteristisch ist, wird die Tatsache natürlich nicht erschüttert, daß schwere sportliche Muskelarbeit zu vermehrter Säurebildung führt. In ähnlicher Weise können wir an der Lehre von NAUNYN und MINKOWSKI festhalten, daß im Fieber eine Azidose besteht, wenn auch vielleicht bei chronischen oder langdauernden Fieberzuständen eine Blutazidose nicht vorhanden ist.

Für den Sonderfall der hier im Vordergrund stehenden *kurzen natürlichen Fieberzustände* halten wir fest, daß mit der *ersten Phase des Fiebers eine azidotische Stoffwechselrichtung* einhergeht, die *mit dem Fieberabfall wieder abklingt.*

Während des Fiebers, also in der ersten Phase, ist ferner eine erhebliche *Steigerung des Gesamtstoffwechsels* vorhanden, wie wir seit den grundlegenden und oft bestätigten Arbeiten von E. v. LEYDEN, LIEBERMEISTER und F. KRAUS wissen. Die Höhe der Stoffwechselsteigerung hängt nach GRAFE wohl nicht so sehr mit der Art der Infektion zusammen, sondern damit, wie schnell und wie akut die Infektion verläuft. Kurzdauernde Infektionen mit akutem Verlauf und hohem Fieber — und die sind in diesem Zusammenhang ja am wichtigsten — zeigen die stärkste Stoffwechselsteigerung. Wir wissen, seitdem VOGEL im Jahre 1858 die Ausscheidung von außerordentlich großen Mengen von Harnstoff im Fieber entdeckte, daß bei der Umsatzsteigerung ein vermehrter Eiweißzerfall eine hervorragende Rolle spielt. Auch die vermehrte Harnsäureausscheidung im Fieber (vgl. BERTRAM und BORNSTEIN) deutet auf die hierbei auftretende Gewebseinschmelzung hin. — Alle diese Erscheinungen der *Stoffwechselsteigerung verschwinden mit dem Temperaturabfall.*

Zwischen Grundumsatz und Säurebasenhaushalt bestehen an sich zwangsläufige Zusammenhänge, wie kürzlich in wichtigen Untersuchungen aus der Klinik ROMBERGS von JAHN und STURM gezeigt wurde. Diese Forscher fanden bei Untersuchung des Kohlensäurebindungsvermögens des Blutes zusammen mit *Steigerung des Grundumsatzes eine azidotische*, bei *Herabsetzung des Grundumsatzes eine alkalotische Einstellung*. Es ist aus unseren Darlegungen ersichtlich, daß die gleichen Zusammenhänge zwischen Säurebasenhaushalt und Umsatz auch für die von uns beschriebenen zwei Phasen der Fieberzustände gelten.

Die besprochenen parallellaufenden Schwankungen im Wärmehaushalt, im Blutbild, im Säurebasenhaushalt und im Gesamtstoffwechsel, wie sie bei kurzdauernden fieberhaften Erkrankungen vorkommen, sind unseres Erachtens für die Theorie der Heilwirkung der unspezifischen Fieberbehandlung von besonderer Bedeutung. Neben diesen Veränderungen laufen aber noch ziemlich regelmäßig einige andere gesetzmäßige Schwankungen her, die wir kurz erwähnen wollen.

Die erste fieberhafte Phase zeigt meistens gleichzeitig einen *Anstieg des Blutzuckers*, während dieser Wert in der zweiten Phase des Fieberabfalles wieder absinkt. Daß der Zusammenhang zwischen Steigerung der Körpertemperatur und Hyperglykämie schon infolge der innigen Verknüpfung der hier maßgebenden zentralvegetativen Regulationseinrichtungen ein sehr enger ist, scheint uns auch daraus hervorzugehen, daß auch im Experiment nach Wärmestich eine Hyperglykämie auftritt (NOEL PATON, RICHTER). Nach unseren eigenen Untersuchungen scheint diese Blutzuckersteigerung im Fieberanfall allerdings, wenn mehrere Fieberzacken in kurzen Abständen einander folgen, nur bei dem ersten Fieberanfall mit Regelmäßigkeit aufzutreten.

Ferner ist während des Fiebers im allgemeinen ein *Absinken des Blutcholesterins* bis zu 50 % der Norm zu beobachten (GRIGAUT, BÜRGER). In der zweiten Phase des Fieberabfalles und der Rekonvaleszenz steigt der Cholesterinwert über die Norm an (hierauf gehen wir noch in Abschnitt X ausführlich ein). — Schließlich kommen noch im Fieber *Veränderungen in der Zusammensetzung der Serumeiweißkörper* zur Beobachtung, die sich z. B. am refraktometrischen und viskosimetrischen Wert messen lassen; wir werden auf diese Veränderungen noch kurz zurückkommen.

Wenn wir die ganzen hier dargestellten Veränderungen bei kurzdauernden fieberhaften Erkrankungen betrachten, die zweifellos nicht entfernt alle tatsächlich vorhandenen Vorgänge umfassen, so sehen wir, daß der Ausdruck „Fieberbehandlung" für die hier in Frage stehenden Behandlungsmethoden eine sehr einseitige und unvollkommene Bezeichnung darstellt. Es handelt sich in der Tat um einen *tiefergreifenden und gesetzmäßigen Eingriff in zahlreiche der wichtigsten vegetativen Regulationsvorgänge des Organismus.* Wir stellen diese Änderungen, eingeteilt in die oben besprochenen zwei Phasen noch einmal kurz in einer Tabelle zusammen.

Gesetzmäßige Änderungen der vegetativen Regulationsvorgänge bei kurzdauerndem infektiösen Fieber.

1. Phase	2. Phase
Fieberanstieg, Fieberhöhe	Fieberabfall
Leukocytenanstieg mit myeloischer Tendenz	Leukocytenabfall mit lymphatischer Tendenz
Abfall der Alkalireserve (Azidose)	Anstieg der Alkalireserve
Anstieg des Gesamtstoffwechsels	Abfall des Gesamtstoffwechsels
Vermehrter Eiweißzerfall	Geringerer Eiweißzerfall
Anstieg des Blutzuckers	Abfall des Blutzuckers
Abfall des Blutcholesterins	Anstieg des Blutcholesterins
Übergewicht des Sympathicus	Übergewicht des Parasympathicus

Wenn wir die beiden in zwei Phasen getrennten Gruppen der Veränderungen unter dem Gesichtswinkel des Erregungszustandes im vegetativen Nervensystem betrachten, so sehen wir hier eine durchgehende Gesetzmäßigkeit. In der *ersten Phase* haben wir Schwankungen der vegetativen Regulationen vor uns, die das gemeinsame Kennzeichen eines *Übergewichtes des Sympathicus* tragen. Die Steigerung der Körperwärme geht mit einer Steigerung des Erregungszustandes im Sympathicus einher, wie durch pharmakologische Untersuchungen von MEYER und GOTTLIEB gezeigt wurde und wie es besonders auch in der Darstellung von TOENNIESSEN in dem Werke L. R. MÜLLERS über die Lebensnerven auseinandergesetzt ist. Die gleichzeitig vorhandene Azidose ist ebenfalls eine geläufige Begleiterscheinung der sympathikotonischen Zustände (F. KRAUS, S. G. ZONDEK, ABDERHALDEN und WERTHEIMER). Daß die Leukocytose mit myeloischer Tendenz als sympathikotonisches Blutbild anzusprechen ist, entspricht der von FALTA zuerst gegebenen Darstellung, die ich auf Grund zahlreicher Versuche und Beobachtungen bestätigt und wiederholt ausführlich dargestellt habe. Auch die Steigerung des Gesamtumsatzes gehört dem sympathikotonischen Syndrom an, wie wiederum besonders aus der zusammenfassenden Darstellung von TOENNIESSEN hervorgeht. Schließlich ist es ja bekannt, daß Sympathicusreize auch zu einem Anstieg des Blutzuckers führen. Auch die Blutacidität pflegt nach TOENNIESSENS (1) Untersuchungen gleichartige Schwankungen mit dem Blutzucker aufzuweisen.

Die Veränderungen der *zweiten Phase* bedeuten sämtlich eine Verschiebung der Werte in *entgegengesetzter Richtung*, wie sie bei der Abweichung der ersten Phase vorhanden war, die sich meist nicht damit begnügt, daß die in der ersten Phase erreichten Abweichungen die Norm wieder erreichen, sondern oft über den normalen Ausgangswert hinaus noch zu einem kurzdauernden Ausschlag in entgegengesetzter Richtung führt. Wenn wir in der ersten Phase ein Überwiegen des Sympathicus erkannt haben, so kommt hier im Vergleich mit der ersten Phase wieder der Gegenspieler, das parasympathische Nervensystem zu vermehrter Wirksamkeit (Vagotonisches Blutbild, Alkalose usw.).

Die Immunitätsvorgänge, die zusammen mit diesen Änderungen der vegetativen Regulation ablaufen, finden unten im Abschn. X und XI eine besondere Darstellung.

III. Die gesetzmäßigen Änderungen im Organismus als natürliche Abwehrvorgänge bei der Fiebertherapie (Malaria, Sodoku, Pyrifer).

Die bisher gegebene Darstellung bezieht sich vornehmlich auf diejenigen *natürlichen* kurzdauernden fieberhaften Erkrankungen, welche erfahrungsgemäß auf die spätsyphilitischen Erkrankungen einen günstigen Einfluß ausüben. Wenn wir uns nun fragen, ob die dargestellten während solcher Fieberzustände vorhandenen Veränderungen für die Heilwirkung eine Rolle spielen, so ist es zunächst nötig, zu untersuchen, ob bei denjenigen *künstlichen Fieberzuständen*, welche auch zur Behandlung dieser Krankheiten geeignet sind, gleichartige Veränderungen nachweisbar sind. Wir haben, um diesen Fragen nachzugehen, systematische Untersuchungen bei künstlich herbeigeführten Fieberzuständen durchgeführt. Hierzu zogen wir zuerst die *Impfmalaria* als die nach dem Vorgang von WAGNER-JAUREGG am meisten benutzte Behandlungsmethode heran; ferner untersuchten wir die Fieberbewegungen bei der *Rattenbißkrankheit Sodoku,* wie sie nach dem Vorgang von PLAUT von KIHN (1) in die Behandlung der progressiven Paralyse eingeführt wurden.

Aus Abb. 1 geht hervor, daß auch bei *künstlich herbeigeführten Malariafieberzacken* im parallelen Verlauf mit den Fieberbewegungen die *gesetzmäßige Reaktionsfolge der Leukocyten,* wie sie eben beschrieben wurde, abläuft. Auf der Fieberhöhe ist regelmäßig eine hochgradige Leukocytose mit myeloischer Linksverschiebung vorhanden, im Fieberabfall dagegen Leukocytenabfall mit relativer Zunahme der Lymphocyten. Diese Änderungen des Blutbildes bei Malaria wurden ebenso wie von uns auch von GOTHEIN sowie von SCHILLING (2) und seinen Schülern gesehen. Gleichzeitig mit den Fieberzacken konnten wir regelmäßig *Abweichungen der Alkalireserve im Sinne einer Azidose* beobachten. Daß schließlich hierbei an den Fiebertagen eine erhebliche *Steigerung des Grundumsatzes* und insbesondere des Eiweißzerfalles vorhanden ist, geht aus den Untersuchungen von BÜRGER hervor, der an diesen Tagen

Stickstoffausscheidung bis zu 30 g bei einer Zufuhr von 6—7 g am Tage nachweisen konnte.

Auf der Abb. 2 sind gleichartige Beobachtungen bei *künstlich herbeigeführter Rattenbißkrankheit (Sodoku)* dargestellt. Da hierbei die Intervalle zwischen den Fieberzacken größer sind als bei Malaria und etwa eine Woche betragen, sind diese Zwischentage auf der Kurve in ver-

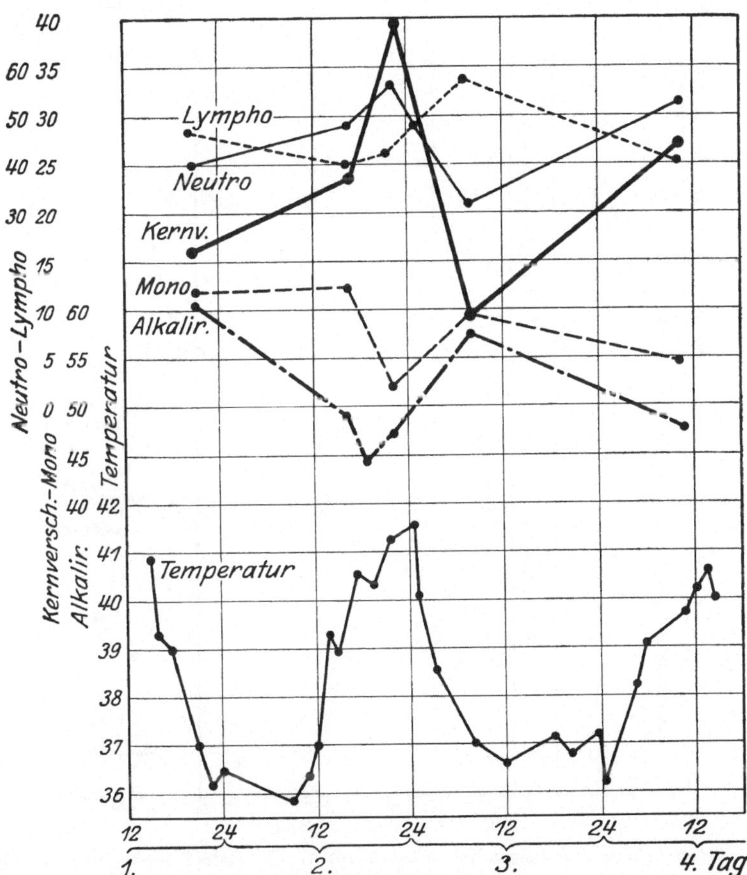

Abb. 1. Gesetzmäßige Änderungen im Wärmehaushalt, Säurebasenhaushalt und Blutbild bei Malaria. Nach HOFF: Erg. inn. Med. 33.

kürztem Maße wiedergegeben und durch Schraffierung gekennzeichnet. Wir erkennen auch hier ähnlich wie bei der Impfmalaria die *gesetzmäßigen Veränderungen des weißen Blutbildes und der Alkalireserve* in Abhängigkeit von den Fieberzacken, wie sie oben in unserem Schema als gültig für natürliche Infektionskrankheiten dargestellt wurden.

Schließlich haben wir für unsere Untersuchungen außer der künstlichen Verimpfung echter Infektionskrankheiten noch ein Präparat herangezogen, das ohne Verimpfung von lebenden Erregern geeignet ist, hohe Fieberzacken, die klinisch dem Malariafieber sehr ähnlich sind, hervorzurufen. Dieses Präparat, mit dem wir gute Erfahrungen in der Behandlung der progressiven Paralyse und der Tabes dorsalis machen konnten, ist das *Pyrifer* der Firma Rosenberg. Das Präparat ist aus apathogenen, aus Milch isolierten Bakterien, die dem Kolistamm nahe stehen, gewonnen. Es wird in verschiedenen Stärken hergestellt, von

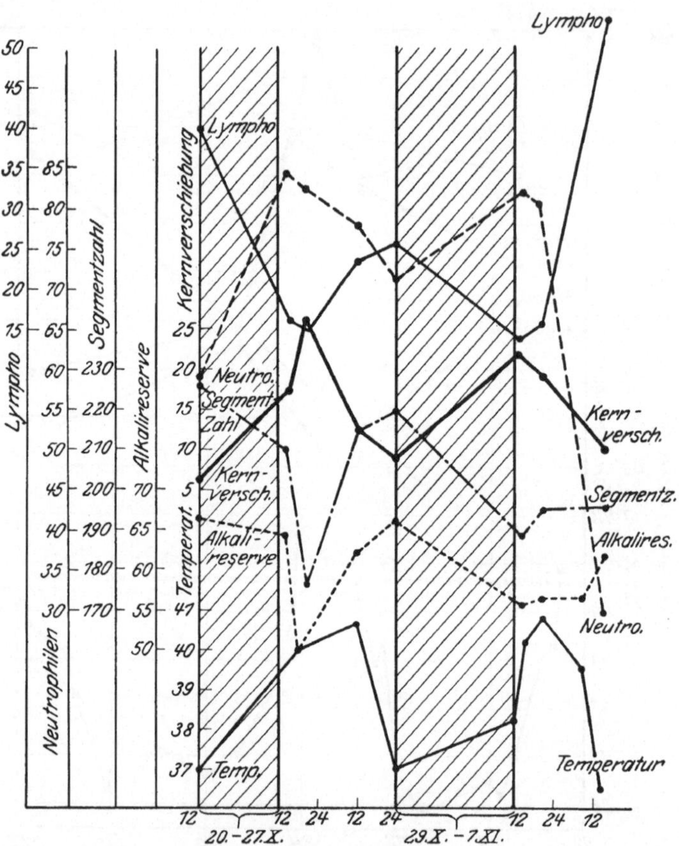

Abb. 2.   Gesetzmäßige Änderungen im Wärmehaushalt, Säurebasenhaushalt und Blutbild bei Rattenbißfieber (Sodoku).

denen die geringste 50 Einheiten, d. h. Bakterienstoff von 50 Millionen Keimen im Kubikzentimeter, die stärkte Dosis 5000 Einheiten, also 5 Milliarden Keime im Kubikzentimeter, enthält. Über die Dosierung werden wir unten berichten. Die Veränderungen, die im Blut bei therapeutisch üblicher Dosierung entstehen, gehen aus Abb. 3 hervor. Wir sehen regelmäßig *mit jeder Fieberzacke die gesetzmäßige Reaktionsfolge der Leukocyten* ganz ähnlich wie bei Malariazacken. Auch eine *azidotische Verschiebung* der Alkalireserve ist in der Regel sichtbar. In dem gewählten Beispiel der Abb. 3 ist diese zufällig besonders geringfügig, in anderen Fällen kann sie 15—20% betragen. Soweit wir die Verhältnisse bisher übersehen, scheint diese azidotische Verschiebung bei Malaria stärker ausgesprochen zu sein, als bei der Pyriferwirkung. Bei der ersten Fieberzacke ist, wie oben schon auseinandergesetzt, im allgemeinen ein *Ansteigen*

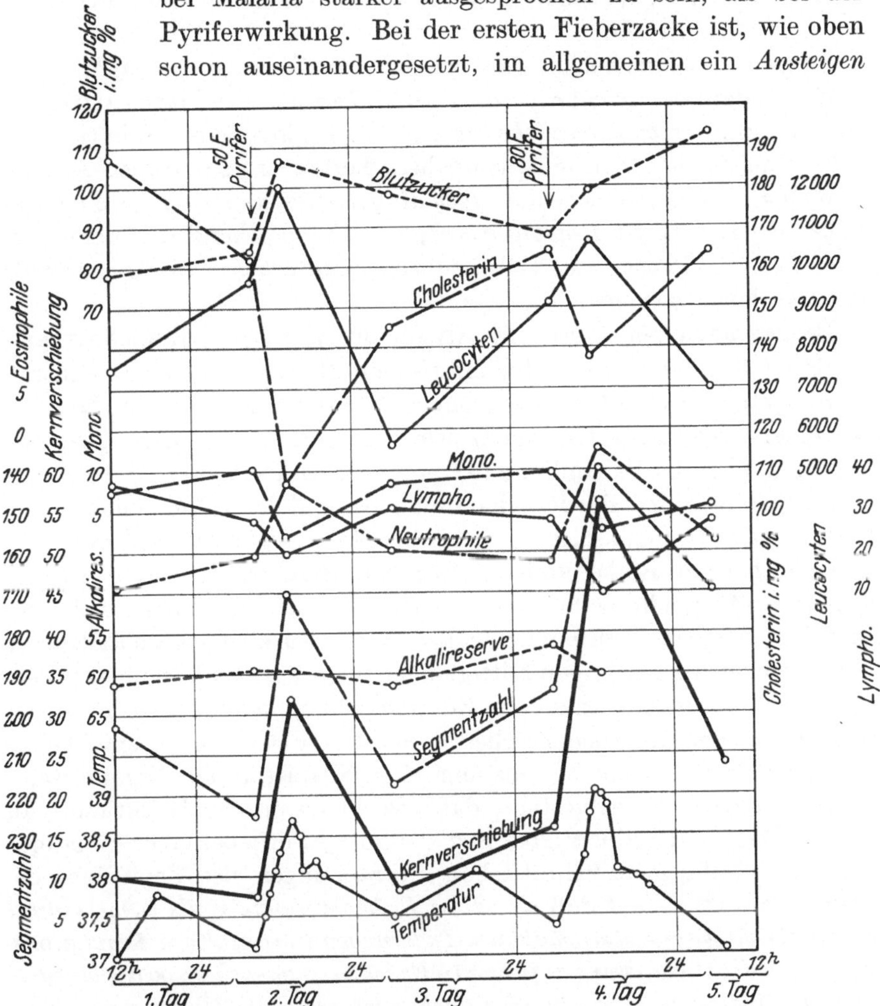

Abb. 3. Der gesetzmäßige Einfluß von Bakterienstoffen auf die chemischen und morphologischen Verhältnisse des Blutes. Nach HOFF: Z. exper. Med. 67.

des Blutzuckers zu erkennen. Ferner tritt mit dem Fieber ein erheblicher *Abfall des Blutcholesterins* ein, wie es bei dem aus natürlichen Gründen auftretenden Fieber auch der Fall zu sein pflegt. Schließlich finden wir während der Fieberhöhe eine *Abnahme der Eiweißmenge im Blutplasma,* gemessen mit der refraktometrischen Methode und ebenfalls eine *Verringerung des Viscositätswertes.* Auch diese Änderungen der Eiweißwerte und der Viscosität sind bei dem Fieber der natürlichen Infektionskrankheiten bereits von ALDER und NEUSCHLOSS beschrieben. Ganz gleichartige Veränderungen, aus denen wohl auf eine Blutverdünnung geschlossen werden muß, wurden ebenfalls bei den Fieberzacken der experimentellen Malariainfektion von WICHMANN und HORSTER beschrieben.

Es ist also festzustellen, daß bei den *künstlichen Fieberanfällen, wie sie durch das Bakterienpräparat Pyrifer hervorgerufen werden können,* nicht nur klinisch *ganz ähnliche Fieberzacken* beginnend mit Schüttelfrost und abfallend mit Schweißausbrüchen, hervorgerufen werden können *wie bei der Malaria,* sondern daß *auch die gesamten gesetzmäßigen Veränderungen der vegetativen Regulationsvorgänge,* entsprechend den oben dargestellten zwei Phasen, *ganz ähnlich wie bei natürlichen Infektionskrankheiten zustande kommen.*

Es hat auch den Anschein, als ob durch Pyrifer ähnliche therapeutische Resultate bei spätsyphilitischen Erkrankungen des Zentralnervensystems erreicht werden können, wie durch Malariakur. Seitdem von einem führenden Psychiater wie SIEMERLING darauf hingewiesen wurde, daß bei der Behandlung der progressiven Paralyse und der Tabes „die Ergebnisse der Pyriferbehandlung bei wahlloser Verwendung der Fälle keinesfalls ungünstiger sind, als bei Malariabehandlung" sind auch in einer ganzen Reihe anderer Arbeiten durchaus günstige Erfolge mit dieser Behandlung mitgeteilt worden. Auch wir hatten bei etwa 15 Fällen durchaus befriedigende Resultate. Zu einem abschließenden Urteil reichen die bisherigen Mitteilungen nicht aus, noch weniger unsere eigenen Erfahrungen. In diesem Zusammenhang handelt es sich für uns auch mehr um die theoretischen Grundlagen der hier besprochenen therapeutischen Methoden, als um eine Kasuistik der Ergebnisse.

Wir haben also festgestellt, daß sowohl natürliche Infektionen als auch Malaria und Sodokufieber und ebenso Pyriferfieber einen günstigen Einfluß auf die spätsyphilitischen Erkrankungen des Zentralnervensystems ausüben, und daß *alle diese Fieberbewegungen als Gemeinsames eine große Reihe von gesetzmäßigen Änderungen in vegetativen Regulationsvorgängen des Organismus aufweisen. Es ist zu untersuchen, ob die beobachteten Veränderungen einzeln oder auch gemeinsam als Ursache der therapeutischen Wirkung anzusehen sind.*

Daß das *Fieber* als ein *Abwehrvorgang* des Organismus bei vielen Krankheiten anzusehen ist, entspricht einer weitverbreiteten ärztlichen Auffassung. BIER sprach in diesem Sinne von einem „Heilfieber"; WAGNER-JAUREGG hält ebenfalls das Fieber für einen sehr wichtigen Heilfaktor, und ist von dieser Vorstellung ausgegangen, als er die demnach auch als „Fieberbehandlung" bezeichneten Behandlungsmethoden der progressiven Paralyse bis zur jetzigen Form der Malariatherapie ausbaute. Es steht allerdings gar nicht so ganz zweifellos fest, daß tatsächlich das Fieber bei Infektionskrankheiten einen wesentlichen heilenden Einfluß ausübt. FREUND und GRAFE konnten zeigen, daß nach Ausschaltung der zentral-nervösen Wärmeregulation vermittels Halsmarkdurchschneidung Tiere, die infiziert wurden, kein Fieber mehr bekommen, der Infektion aber nicht schneller und nicht langsamer erliegen, als Kontrolltiere mit intakter Wärmeregulation. Auch SCHITTENHELM vertrat in der so eng verwandten Frage der Proteinkörpertherapie, die wir noch ausführlich berühren werden, die Auffassung, daß die Herbeiführung von Fieber zur Erzielung des Heileffektes nicht unbedingt nötig sei. Wir sind mit BIER und WAGNER-JAUREGG der Ansicht, daß zahlreiche klinische Beobachtungen doch dafür sprechen, daß das infektiöse Fieber als ein für den Organismus günstiger Abwehrvorgang anzusehen ist. Diese unsere Auffassung findet ihre Stütze an neueren Untersuchungen besonders aus der Klinik GOLDSCHEIDERS. Hier konnten MENDEL und WALINSKI zeigen, daß mit besonderen Methoden herbeigeführte Steigerungen der Körpertemperatur, auch wenn eine Infektion nicht ihre Ursache ist, einen sehr günstigen Einfluß auf manche Erkrankungen, insbesondere auf spätsyphilitische Erkrankungen ausüben können, und sie haben es wahrscheinlich gemacht, daß eine direkte Schädigung der Spirochäten durch die Überhitzung des Körpers bei dieser Heilwirkung eine Rolle spielt. KAHLER und KNOLLMEYER haben kürzlich die gute therapeutische Wirkung dieser Hyperthermiebehandlung bestätigt. Schon früher war von WEICHBRODT gezeigt worden, daß auf den Verlauf der Kaninchensyphilis durch Überhitzung der Tiere zweifellos ein Einfluß ausgeübt werden kann.

Bei den durch die besprochenen therapeutischen Maßnahmen ausgelösten gesetzmäßigen *Änderungen im weißen Blutbild* scheint es ganz ohne Zweifel zu sein, daß es sich um sehr wirksame Abwehrmaßnahmen des Körpers handelt. Seitdem METSCHNIKOFF unter Hinweis auf die Phagocytoseeigenschaft der Leukocyten ihre Rolle im Abwehrkampf gegen Krankheiten betonte, sind wir gewohnt, diesen Zellen eine wichtige Schutzwirkung zuzuschreiben. Die Immunitätslehre vertritt die Auffassung, daß die „blutbildenden Organe an erster Stelle als Bildungsstätten von Abwehrstoffen in Betracht kommen" (WEICHARDT). Wer gewohnt ist, am Krankenbett regelmäßig Blutbilder zu untersuchen, wird zu der festen Überzeugung kommen, daß die Zusammensetzung des weißen Blutbildes den sichersten Indikator und auch einen wesentlichen Träger der Abwehrkräfte des Organismus darstellt. Wir haben die Zusammenhänge zwischen gesetzmäßigen Änderungen der Leukocyten und dem daraus ablesbaren mehr oder weniger günstigen Verlauf einer Infektionskrankheit an anderer Stelle (HOFF [10]) ausführlich dargestellt. Besonders wichtig scheint indes die Tatsache, daß die bei Fieberbewegungen auftretende Leukocytose mit Vermehrung der myeloischen Zellen nicht nur im Blut, sondern auch im Gewebe und in Ent-

zündungsherden auftritt, wie KAUFFMANN in der Klinik von v. BERG-
MANN gezeigt hat. Daß bei künstlich herbeigeführter Leukocytose auch die
Flüssigkeit der serösen Häute eine hochgradige Zunahme von myeloischen
Zellen zeigt, wurde von HIRSCHFELD und HITTMAIR durch Unter-
suchungen der Bauchhöhlenflüssigkeit bewiesen. Wir können also an-
nehmen, daß diese bei der Beseitigung von krankhaften Veränderungen
so besonders wichtigen Zellen, wenn sie sich infolge der Behandlung im
Blut vermehren, auch am Krankheitsherd vermehrt in Aktion treten.
Am deutlichsten ist der Zusammenhang zwischen Leukocytenapparat
und Abwehrkraft des Organismus wohl durch das Bild der *Agranulocytose*
zu beweisen: Das Verschwinden der Knochenmarkszellen geht mit dem
Daniederliegen der Abwehrkraft einher, so daß der tödlichen septischen
Erkrankung von kleinsten Wunden aus Tür und Tor geöffnet ist.

Wir haben allen Anlaß, in den spätsyphilitischen Erkrankungen
des Zentralnervensystems örtliche Krankheitsherde zu sehen, denen
gegenüber der Organismus von sich aus nicht die nötigen Abwehrmaßnahmen aufbringen kann. Es ist anzunehmen, daß die Leukocyten, die sich infolge der Fieberbehandlung vermehren, auch an den
Krankheitsherden ihre Abwehrtätigkeit entfalten, und dementsprechend
bezeichnete O. FISCHER, einer der ersten Bahnbrecher der Fieberbehandlung der Paralyse, diese Behandlung als „eine unspezifische Leukocytosetherapie". Auch die Auffassung von BIER, daß durch die umstimmenden Behandlungsmethoden eine „Heilentzündung" herbeigeführt werden solle, berührt sich eng mit dieser Annahme des Einflusses der Leukocyten auf den Krankheitsprozeß.

Besonders kommt aber der Einfluß der bei der Fieberbehandlung
auftretenden *Azidose* im Sinne einer Anfachung der örtlichen Abwehrvorgänge am Krankheitsherd, also im Sinne einer *Heilentzündung* oder
auch einer *Herdreaktion* in Betracht. Wir wissen aus den Untersuchungen
von ANDERSEN, SAUERBRUCH, HERRMANNSDORFER, KALK u. a., daß
durch künstliche Herbeiführung einer Azidose die örtlichen entzündlichen Reaktionen vermehrt werden können. Auf diese Weise können
chronische und torpide Prozesse eine Anregung ihrer örtlichen Abwehrvorgänge erfahren. Auch BIER betrachtet es bei chronischen Prozessen
mit mangelhafter Heilungstendenz als unsere Aufgabe, sie durch umstimmende Maßnahmen in akute Prozesse mit besserer Heilungs-
aussicht umzuwandeln. Die hervorragende Bedeutung der Azidose für
den Ablauf von entzündlichen Vorgängen findet unten im Abschn. V
noch eine eingehende Darstellung.

Während bei den unter Fieberbehandlung auftretenden Veränderungen im Wärmehaushalt, im Blutbild und im Säurebasenhaushalt
ein günstiger Einfluß auf den Krankheitsherd wahrscheinlich erscheint,
ist bei den übrigen im Fieber auftretenden Veränderungen (Gesamtstoff-

wechsel, Blutzucker usw.) die Bedeutung für den krankhaften Prozeß nur schwer zu beurteilen. Über die Beziehungen zwischen Blutcholesterin und Abwehrvorgängen und den Einfluß des vegetativen Nervensystems wird in den Abschn. X und XI noch besonders gesprochen werden.

Zusammenfassend können wir sagen: *Als akute Infektionskrankheiten bezeichnen wir Krankheiten, bei welchen die oben dargestellten zweiphasigen Veränderungen in den vegetativen Regulationsvorgängen spontan in hochgradiger Weise ablaufen.* Wir haben Grund zu der Annahme, daß es sich bei diesen Veränderungen um *natürliche Abwehrmaßnahmen* des Organismus handelt, was sich besonders vom Fieber, von der Leukocytose und von der Azidose genauer begründen läßt. Der spontane Ablauf dieser wirksamen Abwehrmaßnahmen ist es, der innig mit dem Wesen der akuten Krankheiten und ihrem kurzdauernden Verlauf und meist günstigen Ausgang zusammenhängt. Wenn ein Erysipel, eine Pneumonie, eine septische Erkrankung vom Körper nicht überwunden wird, sondern zum Tode führt, so läßt sich regelmäßig ein *Zusammenbrechen dieser natürlichen Abwehreinrichtungen* feststellen, wie es am deutlichsten aus bestimmten unheilvollen Veränderungen im weißen Blutbild (vgl. unsere Darstellung, Hoff [10]) und oft auch aus einem terminalen Versagen der Wärmeregulation hervorgeht. *Die sog. chronischen Krankheiten sind dadurch gekennzeichnet, daß der Körper aus eigener Kraft nicht die Abwehrmaßnahmen aufbringt, die bei den akuten Infektionskrankheiten mit dem schnellen Überwinden des Krankheitszustandes einhergehen.* Insbesondere bei den spätsyphilitischen Erkrankungen des Zentralnervensystems fehlen diese Abwehrmaßnahmen (z. B. Leukocytose, Fieber, Azidose) fast vollständig. Hier lehrt die Erfahrung, daß *die künstliche Provozierung dieser Abwehrkräfte durch die Fiebertherapie die fehlenden Abwehrmaßnahmen herbeiführen und hierdurch einen günstigen Umschwung im Krankheitsbild hervorrufen kann. Die sog. umstimmende Behandlung besteht hierbei darin, daß künstlich der Ablauf der natürlichen Abwehrvorgänge wiederholt ausgelöst wird.*

Wir werden im weiteren Verlauf unserer Darstellung sehen, daß die Methoden, künstlich die Abwehrreaktion auszulösen, sehr verschiedenartig sein können. Um im einzelnen Fall bei bestimmten Krankheitsgruppen einen möglichst sicheren und optimalen therapeutischen Erfolg zu erreichen, ist es nun nötig, folgende Faktoren der Methodik genau zu analysieren und in praktisch brauchbaren Regeln festzulegen:

1. *Die Art und Anwendungsweise des benutzten Mittels.*

2. *Die Menge des benutzten Mittels.*

3. *Die Intervalle, in denen dieses Mittel angewandt werden soll.*

4. *Die Reaktionslage des Organismus.*

5. *Die speziellen Indikationen, d. h. die Eigenart der vorliegenden zu behandelnden Krankheit.*

IV. Die Auslösung des gesetzmäßigen Ablaufs der natürlichen Abwehrvorgänge durch unspezifische Behandlungsmethoden (Proteinkörper, sonstige unspezifische Reizkörper, Bakterienstoffe, lebende Erreger).

Für das Verständnis der beschriebenen in zwei Phasen ablaufenden *natürlichen Abwehrvorgänge* ist es wichtig zu wissen, daß es sich hierbei um eine *völlig unspezifische* und im Organismus unter den verschiedenartigsten Umständen immer wieder ganz gesetzmäßig ablaufende Reaktion handelt. Es scheint uns zweckmäßig, zunächst einmal die natürlichen Bedingungen und die experimentellen Methoden, welche diese gesetzmäßigen Reaktionen auslösen, genauer zu besprechen. Diese Untersuchung führt uns dann von selbst wieder auf die praktischen Fragen der bei der Behandlung zu benutzenden Mittel, Dosierung, Intervalle usw. zurück.

Wir sehen die an den Beispielen der akuten Infektionen, des Malaria-, Sodoku- und Pyriferfiebers geschilderten zweiphasigen Reaktionen des Organismus in geringerem Ausmaß schon bei *physiologischen Einwirkungen* auf den Organismus, z. B. unter dem Einfluß des Menstruationsvorganges, der Schwangerschaft und schwerer Muskelarbeit auftreten.

Bei der normalen *Menstruation* trägt jedesmal das Prämenstruum einige charakteristische Merkmale der ersten Phase: Neigung zu Leukocytose und myeloischer Tendenz (HOLLER, MELICHER und REITER, HEYN, VERFASSER), ferner deutliche azidotische Verschiebung im Säurebasenhaushalt (BOKELMANN und ROTHER, SCHADE [1]) und bekanntlich auch oft eine leichte Neigung zu Temperatursteigerungen. Während der Menses und im Intermenstruum kommt dagegen die zweite Phase mit lymphatischer Tendenz und alkalotischer Richtung zur Auswirkung.

Ganz gleichartige Veränderungen wie im Prämenstruum sehen wir bei jeder *Gravidität* in mit ihrer Dauer zunehmender Stärke, während nach der Geburt die zweite Phase eintritt (BOKELMANN und ROTHER, HASSELBALCH und GAMMELTOFF).

Auch nach schwerer *Muskelarbeit*, z. B. starken sportlichen Anstrengungen, sehen wir eine deutliche Azidose auftreten (BARR, FULL und HERXHEIMER, RYNKI UEKI), dabei Leukocytose mit starker myeloischer Linksverschiebung (EGOROFF, HERXHEIMER, CASPER), oft auch fieberhafte Temperatursteigerung. Einige Zeit nach der Anstrengung tritt als zweite Phase das Entgegengesetzte von all diesen Abweichungen ein, wie aus den Angaben der gleichen Autoren hervorgeht.

Von besonderem theoretischen Interesse ist die Tatsache, daß *körpereigene Substanzen*, wenn sie in unphysiologischer Weise ins Blut

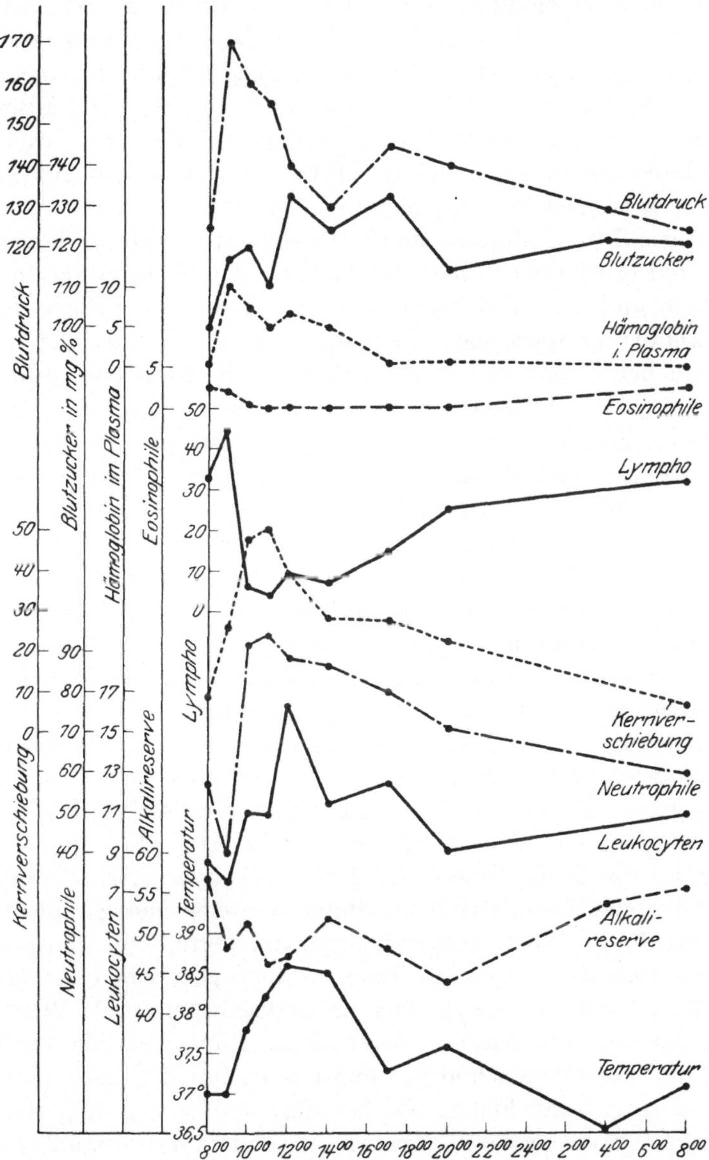

Abb. 4. Gesetzmäßige Änderungen infolge der Wirkung körpereigener Eiweißzerfallsprodukte am Beispiel eines Anfalles von paroxysmaler Hämoglobinurie. Nach HOFF u. KELS: Dtsch. Arch. klin. Med. 160.

oder ins Gewebe gelangen, in der Lage sind, beim Menschen die charakteristischen Erscheinungen der Abwehrreaktionen auszulösen. Wir sehen in dieser Weise bei größeren Blutungen ins Gewebe oder in die

Körperhöhlen als erste Phase deutliche Leukocytose mit myeloischer Linksverschiebung auftreten, dabei auch bei völlig aseptischen Vorgängen Fieberbewegungen mit der dazugehörigen Fieberazidose. Als zweite Phase tritt wieder ein Umschlag in das entgegengesetzte Extrem ein. Am ausgesprochensten tritt diese Reaktion auf körpereigene Stoffe, unter denen offenbar Abbauprodukte der körpereigenen Eiweißstoffe eine besondere Rolle spielen, bei dem Krankheitsbild der paroxysmalen Hämoglobinurie in Erscheinung. Wie wir (HOFF und KELS) zeigen konnten, antwortet der Organismus hierbei auf den unphysiologischen Eintritt des Hämoglobins in die Blutflüssigkeit mit Fieber, hoher Leukocytose und myeloischer Linksverschiebung wie bei schwerer Infektionskrankheit und mit deutlicher Azidose. Als zweite Phase fand sich Fieberabfall, lymphatische Tendenz des Blutbildes und Alkalose. Während der ersten Phase war außerdem Blutdrucksteigerung, Pulsbeschleunigung, Blutzuckersteigerung nachzuweisen. so daß sympathikotonische Erscheinungen im Vordergrund standen, während in der zweiten Phase auch diese Werte sich sämtlich im entgegengesetzten Sinne veränderten (s. Abb. 4).

Wir können also feststellen, daß die *gleichen gesetzmäßigen Reaktionen, wie sie künstlich durch Malaria, Sodoku und Pyrifer herbeigeführt werden, und die wir als typische Abwehrreaktionen ansprachen, schon unter physiologischen Umständen im Organismus in ganz gesetzmäßiger Weise ablaufen,* wie wir an den Beispielen der Menstruation, der Gravidität und der körpereigenen Eiweißstoffe zeigen konnten.

In ausgesprochener Weise lassen sich nun dieselben Vorgänge durch die *parenterale Einverleibung zahlreicher Fremdstoffe* herbeiführen. In einer gewissen Parallele zu den körpereigenen Eiweißstoffen haben hier die körperfremden Eiweißstoffe eine besondere Rolle gespielt. Wir denken an das große Gebiet der *Proteinkörpertherapie.* Seitdem SAXL 1916 Milchinjektionen zur Behandlung heranzog und R. SCHMIDT 1917 den Begriff der Proteinkörpertherapie aufstellte, sind Einspritzungen von Eiweißstoffen unzählige Male zu therapeutischen Zwecken vorgenommen worden. Besonders SCHITTENHELM und WEICHHARDT haben sich um den Ausbau dieser Behandlungsmethode verdient gemacht und sie haben schon vor Jahren gezeigt, daß nach parenteraler Proteinkörperzufuhr Fieber, Leukocytose und ein gesteigerter Abbau von Körpereiweiß zustande kommt. Besonders die Veränderungen des *Blutbildes* fanden eingehendes Studium. Wir nennen hier als einige der wichtigsten Arbeiten diejenigen von SCHITTENHELM, WEICHARDT und GRIESHAMMER, LANGE, E. F. MÜLLER. Während der anfänglichen Leukocytose wurde eine ausgesprochene myeloische Linksverschiebung in sorgsamen Auszählungen des ARNETHschen Blutbildes von ANDREWS, SCULLY, GOW festgestellt. Bei dem Leukocytenabfall der zweiten Phase war dagegen ein relatives Zunehmen der Lymphocyten zu erkennen. Auch ARNETH selbst hat ausgedehnte Untersuchungen über die Wirkung der Proteinkörper, wie auch von Tuberkulin und Bakterienaufschwemmungen angestellt.

In großen Zügen wurde von diesen Untersuchern bei therapeutisch üblichen Proteindosen entsprechend dem oben aufgestellten Gesetz als *erste Phase eine Leukocytose mit myeloischer Tendenz* und als *zweite Phase ein Leukocytenabfall mit relativer Vermehrung der Lymphocyten* festgestellt. Die von manchen Autoren vor der Leukocytose beobachtete kurzdauernde Leukopenie und manche anderen Abweichungen von der Regel sind, wie wir weiter unten auf Grund unserer eigenen Untersuchungen berichten werden, Besonderheiten, welche durch bestimmte Dosierung der wirksamen Stoffe herbeigeführt werden können. Daß in der *ersten Phase* auch nach Proteinkörpern eine *ausgesprochene Azidose* vorhanden ist, der als *zweite Phase* eine ziemlich lang hingezogene *Alkalose* folgt, ist von KROETZ (1) in umfangreichen Untersuchungen gezeigt worden. Hierbei sei darauf hingewiesen, daß zusammen mit Azidose und Alkalose hier, wie auch bei zahlreichen anderen Zuständen, welche die besprochenen gesetzmäßigen Reaktionen des Organismus zeigen, tiefgreifende Veränderungen im Mineralhaushalt zustande kommen. Wir gehen, da hier noch nicht alle Gesetzmäßigkeiten zu übersehen sind, auf diese „Transmineralisation“ nicht weiter ein und verweisen auf die Darstellungen von KROETZ und S. G. ZONDEK.

SCHITTENHELM und WEICHARDT haben studiert, welche Unterschiede bei den verschiedenen Eiweißkörpern und ihren Abbauprodukten in ihrem Einfluß auf den Organismus zu erkennen sind. Von O. FISCHER wurde besonders Nucleinsäure und später das bis zur Biuretfreiheit abgebaute Nucleinpräparat *Phlogetan* zu therapeutischen Zwecken herangezogen. Mit dem Phlogetan haben auch wir früher Tabesfälle behandelt und uns dabei von dem gesetzmäßigen Ablauf der Fieberreaktionen und der zweiphasigen gesetzmäßigen Reaktionsfolge der Leukocyten überzeugt, die in den Arbeiten von O. FISCHER sowie HORBACZEWSKI und MAUREK eine genaue Darstellung gefunden haben.

Die weiteren Forschungen ergaben, daß die *gesetzmäßige Reaktion auf Proteinkörper nicht auf diese Stoffe beschränkt* ist, sondern daß in ähnlicher Weise die Reaktionen des Organismus auch durch Terpentin, kolloidale Kohle, Yatren, Kollargol, Methylenblau, Schwefel und zahlreiche andere Substrate ausgelöst werden können. Der Name „Proteinkörpertherapie“ wurde hiermit, wie STARKENSTEIN und ZIMMER (1) mit Recht betonten, zu eng, um das ganze Gebiet dieser therapeutischen Maßnahmen zu umreißen. Die WEICHARDTsche Auffassung, daß die therapeutischen Wirkungen durch sog. *aktivierende Spaltprodukte*, die sich aus dem Zerfall der Proteinkörper herleiten, zu erklären seien, bedurfte einer Erweiterung durch die Hilfshypothese, daß alle diese Stoffe, die mit Proteinkörpern zum Teil nichts mehr zu tun haben, Körpereiweiß zum Zerfall und zur Abgabe von aktivierenden Spaltprodukten veranlaßten.

In den letzten Jahren haben nun, wie wir oben bereits ausführten, nach dem Vorgang von WAGNER-JAUREGG *akute Infektionskrankheiten*, wie Malaria, Rekurrens und Sodoku eine besondere Rolle in der unspezifischen Therapie gespielt, und gerade an solchen Beispielen konnten wir ja die Regel von der zweiphasigen gesetzmäßigen Reaktionsfolge des Organismus, der wir inzwischen bei physiologischen Zuständen und bei der parenteralen Zufuhr von Proteinkörpern und anderen Stoffen in prinzipiell ähnlicher Weise wieder begegneten, ableiten. Die große Wirksamkeit der Infektionstherapie bzw. die Beobachtungen des Einflusses von natürlichen Infektionskrankheiten führte zu den Versuchen, unspezifische Umstimmung durch *Stoffe, die aus Mikroorganismen gewonnen waren*, oder gar durch *Einspritzung von lebenden Erregern* zu erreichen. Auch hier sind Vorläufer bereits in Untersuchungen vor 40 bis 50 Jahren nachweisbar, da z. B. FEHLEISEN schon 1883 Lupus durch Einspritzung von Erysipelkokken heilen konnte, während EMMERICH 1886 die Rettung von milzbrandkranken Tieren durch Einspritzung von Erysipelkokken gelang. Besonders HANS BUCHNER wurde zu einem Wegbereiter der späteren Proteinkörpertherapie, als er 1890 nachwies, daß auch die Einspritzung von verschiedenartigen abgetöteten Erregern, z. B. von FRIEDLÄNDER-Bazillen, hindernd auf die Milzbrandentwicklung wirken. Wir verweisen in diesem Zusammenhang wiederum auf die ausgezeichnete Monographie KÖNIGERS.

Von Stoffen, die sich von Bakterien herleiten, hat dann zunächst das *Tuberkulin* nach dem Vorgang von WAGNER-JAUREGG eine besondere Rolle gespielt. Auch dieser Stoff ist imstande, die gesetzmäßige Abwehrreaktion auszulösen. Es kommt danach nicht nur zu Fieber mit Fieberazidose, sondern auch zu einer gesetzmäßigen Reaktionsfolge der Leukocyten im Sinne unseres auf S. 11 wiedergegebenen Schemas. Für die Veränderungen des weißen Blutbildes nach Tuberkulininjektion verweisen wir besonders auf die Untersuchungen von FÖRTIG und WEHSARG.

Über die therapeutische Verwendung *lebender Bakterien* beim Menschen hat in jüngster Zeit SCHLAYER zusammenfassend berichtet. Aus seiner Darstellung geht hervor, daß auch bei dieser Methode außer den typischen Fieberbewegungen die von uns als gesetzmäßige Reaktionsfolge der Leukocyten bezeichneten Veränderungen des Blutbildes zur Beobachtung kommen. Eine besondere Rolle spielen bei der Anwendung von lebenden Keimen zu therapeutischen Zwecken Stämme von Saprophyten, wie sie als *Saprovitan* in den Handel kommen.

Daß schließlich auch *chemische Stoffe, welche aus abgetöteten Keimen gewonnen werden*, in geeigneten Präparaten eine außerordentliche Wirksamkeit im Sinne der Auslösung der gesetzmäßigen Abwehrreaktionen des Organismus zu entfalten imstande sind, haben wir an dem Beispiel des *Pyrifer* oben dargetan und werden wir später auf Grund zahlreicher eigener Versuche noch weiter ausführen.

In der Tat sind verschiedenartigste Einflüsse auf den Organismus in völlig unspezifischer Weise in der Lage, immer wieder den ganzen gesetzmäßigen Ablauf der zweiphasigen Reaktionsvorgänge auszulösen. Das mag schließlich noch dadurch belegt werden, daß auch bei einer durch *innere Zufuhr von bestimmten pharmakologischen Stoffen* ausgelösten Erkrankung, bei der sog. *Nirvanolkrankheit*, die gleichen Gesetzmäßigkeiten zu erkennen sind. Seitdem durch die Veröffentlichung von RIETSCHEL, HEFTER, HUSSLER und DE RUDDER auf die eigenartigen Nebenwirkungen des Nirvanols hingewiesen wurde, konnte DE RUDDER zeigen, daß hierbei *gleichzeitig mit dem Fieber ein Stoffwechselumschlag in azidotischer Richtung* eintrat. STETTNER (1) schließlich wies in einer eingehenden hämatologischen Studie nach, daß hierbei typische Veränderungen im weißen Blutbild auftreten, welche unseren Angaben über die *gesetzmäßige Reaktionsfolge der Leukocyten* beim Abwehrvorgang entsprechen. Es ist sehr interessant, daß die künstliche Herbeiführung dieser Reaktionen bei der Nirvanolkrankheit nicht nur bei der kindlichen Chorea eine therapeutische Wirksamkeit entfaltet, sondern daß auch von KIHN (3) hierdurch Remissionen bei progressiver Paralyse, ähnlich wie durch Malariabehandlung herbeigeführt werden konnten. KIHN hat allerdings seine Versuche wegen der Gefahren dieser Behandlungsmethode wieder abgebrochen.

Schließlich weisen wir noch darauf hin, daß ganz ähnliche Veränderungen, wie sie hier als Folge zahlreicher verschiedenartiger Mittel beschrieben wurden, auch durch *einfache diätetische Maßnahmen* ohne Verabreichung von Medikamenten erreicht werden können. Wegen der Wichtigkeit dieser Erkenntnis des Einflusses der Ernährung auf den Krankheitszustand werden wir diese Zusammenhänge in einem eigenen Abschnitt zusammenhängend darstellen.

Abschließend können wir sagen: *Ganz ähnliche Reaktionen, wie wir sie als gesetzmäßige zweiphasige Abwehrvorgänge an den Beispielen der akuten Infektionen, sowie des Malaria-, Sodoku- und Pyriferfiebers dargestellt haben, können auch durch physiologische Veränderungen des Organismus (Menstruation, Gravidität, Wirkung von körpereigenem Eiweiß) sowie durch die Wirkung von Proteinkörpern, Bakterienstoffen, lebenden Erregern und zahlreicher ganz unspezifischer chemischer Stoffe im Organismus ausgelöst werden. Ebenso, wie nach unserer früheren Darstellung diese gesetzmäßigen Reaktionen bei natürlichen Infektionskrank-*

heiten als Abwehrvorgänge eine hervorragende Rolle spielen, sind auch durch die künstliche Auslösung dieser gesetzmäßigen Reaktionen durch verschiedenartigste Methoden unter bestimmten Voraussetzungen therapeutische Wirkungen zu erreichen. Welche Voraussetzungen hier im einzelnen Krankheitsfall von praktischer Bedeutung sind, bedarf noch einer weiteren Besprechung.

V. Abwehrvorgänge infolge Behandlung durch bestimmte Diätformen.

1. Umstimmungen im Säurebasenhaushalt durch bestimmte Diätformen.

Wenn wir im vorigen Abschnitt zu dem Ergebnis gekommen sind, daß die verschiedenartigsten Behandlungsmethoden imstande sind, die gesetzmäßigen zweiphasigen Abwehrvorgänge hervorzurufen, so wird es noch nötig sein, auseinanderzusetzen, daß unter bestimmten Umständen Abweichungen vom gesetzmäßigen Verlauf dieser Reaktionen vorkommen, und daß dieselben bei verschiedenen Mitteln sehr verschieden stark und verschieden schnell auftreten. Diese Unterschiede sind für den im einzelnen Fall einzuschlagenden therapeutischen Weg von entscheidender Bedeutung. Bevor wir aber hierauf weiter eingehen, soll noch auf eine besonders wichtige Behandlungsmethode, welche in der Lage ist, die natürlichen Abwehrvorgänge zu unterstützen, eingegangen werden, nämlich auf die *diätetische Behandlung.*

Die Versuche, durch einseitige Ernährung auf Krankheitsvorgänge einzuwirken, sind uralt und spielten, wie bereits erwähnt, in Gestalt bestimmter „scharfer Speisen" schon bei Thessallos von Thralles eine hervorragende Rolle. In jüngster Zeit sind solche Versuche besonders von LUITHLEN, ANDERSEN, sowie SAUERBRUCH und seinen Schülern wieder aufgenommen worden. Im Vordergrund stehen hier Ernährungsmethoden, welche eine *Umstimmung im Säurebasenhaushalt* herbeiführen sollen, und von diesen wollen wir deshalb auch hier ausgehen.

Es ist das Verdienst von ANDERSEN, zuerst auf die große Ähnlichkeit zwischen den Änderungen im Säurebasenhaushalt, wie sie bei Proteinkörpertherapie und bei sog. saurer Kost auftreten, hingewiesen zu haben und dadurch die Ernährungstherapie in den Rahmen der übrigen sog. umstimmenden Behandlungsmethoden hineingezogen zu haben. Das diätetische Rüstzeug, das wir benützen, um durch bestimmte Kostformen Änderungen im Säurebasenhaushalt herbeizuführen, verdanken wir vor allem LUITHLEN, HASSELBALCH, ABDERHALDEN und WERTHEIMER, STRAUB und RAGNAR BERG. LUITHLEN zeigte, daß es gelingt, durch Haferkost eine Abweichung im Säurebasenhaushalt im Sinne einer

Azidose herbeizuführen, und ABDERHALDEN und WERTHEIMER konnten bestätigen, daß beim Vergleich von Haferkost und Gemüsekost im Tierversuch der Hafer azidotisch, die Gemüsekost dagegen alkalotisch wirkt. HASSELBALCH untersuchte die reduzierte Wasserstoffzahl im Blut bei einseitiger Pflanzenkost und bei einseitiger Fleischdiät. Er fand bei Fleischdiät z. B. einen p_H-Wert von 7,33, bei Pflanzenkost dagegen einen p_H-Wert von 7,42, also bei Fleischkost eine relative Azidose. STRAUB konnte feststellen, daß während der Kriegszeit und in der ersten Zeit nach dem Krieg, als die Speisen mit Säureüberschuß, wie Fleisch, Fett, Brot und Bier weitgehend fehlten, während die basenreichen Gemüse, Kartoffeln und Futterrüben überwogen, eine ausgesprochene Alkalose mit deutlicher Erhöhung der Alkalireserve auch bei völlig Gesunden vorhanden war. RAGNAR BERG schließlich hat in außerordentlich mühevollen Untersuchungen die Säure- und Basensumme der verschiedensten Nahrungsmittel in Milligrammäquivalenten ihrer Mineralbestandteile berechnet, und seine Tabellen werden zumeist der Zusammenstellung von sog. saurer bzw. alkalischer Kost zugrunde gelegt.

Zur Unterstützung der alimentär herbeizuführenden Azidose bzw. Alkalose pflegt man im allgemeinen noch bestimmte *Salze* heranzuziehen. Zur Herbeiführung einer Azidose ist hier besonders das *Salmiak* geeignet, dessen azidotische Wirkung durch SALKOWSKI, FEDER, HALDANE, FREUDENBERG und GYÖRGY, HOPMANN, BERNHARDT sowie durch unsere eigenen Untersuchungen genauer studiert worden ist. Die säuernde Wirkung des Salmiak erklärt sich dadurch, daß das Kation NH_4 durch die Synthese zu Harnstoff, der stark vermehrt im Urin erscheint, aus dem Körper entfernt wird, so daß eine Säurewirkung des Cl zustande kommt. Man pflegt dies meist nach der HALDANEschen Formel: $2\,NH_4Cl + CO_2 = (NH_2)_2CO + 2\,HCl + H_2O$ auszudrücken.

Dieses Beispiel der Salmiakazidose ist dadurch lehrreich, daß es zeigt, daß nicht allein die Menge der Säurebasenäquivalente eines Stoffes für seine physiologische Wirkung auf den Säurebasenhaushalt von entscheidender Bedeutung ist, sondern daß es wichtiger ist, welches Schicksal diese Stoffe im Organismus erfahren. Das Salmiaksalz wirkt nicht sauer durch seine primären chemischen Eigenschaften, sondern durch die Ausscheidung seines Kations als Harnstoff. Deshalb sind die Berechnungen der Kostzusammensetzung nach den Aschenanalysen von RAGNAR BERG nicht unter allen Umständen für die physiologische Wirkung der Nahrungsstoffe auf den Säurebasenhaushalt entscheidend. Es ist deshalb am richtigsten, nicht von „saurer“ bzw. „alkalischer“ Kost, sondern mit KROETZ von azidotisch bzw. alkalotisch wirksamer Kost zu reden.

Anstatt des Salmiak ist von ADLERSBERG und PORGES zum Zweck der Herbeiführung einer Azidose das *Monoammoniumphosphat* empfohlen worden. Zur Unterstützung der *Alkalose* pflegt man im allgemeinen *Natrium bicarbonicum* zu benützen[1].

Bei der Zusammensetzung der sauren Kost spielt demnach besonders Fleisch, Wurst, Hafer, Getreidemehle, Fett und Brot eine Rolle, und wird man unter Umständen Salmiak oder Monoammoniumphosphat etwa 5—10 g pro die hinzufügen, während bei der sog. alkalischen Kost Gemüse, Kartoffeln, Tomaten, Gurken und die meisten Obstsorten im Vordergrund stehen und unter Umständen Natrium bicarbonicum 10—30 g pro die zugelegt wird. Ausführliche Diätzettel sind z. B. von ANDERSEN, HERRMANNSDORFER, sowie von WALLER und BRANDT zusammengestellt worden.

Eine kürzlich von PERLMANN und VON SAUER gegebene Aufstellung der azidotisch bzw. alkalotisch wirksamen Nahrungsmittel sei hier eingefügt:

Alkalispeisen		Säurespeisen	
stark alkalisch	schwach alkalisch	stark sauer	schwach sauer
Milch	Kartoffel	Rindfleisch	Schinken
Rohrzucker	Kohlrabi	Kalbfleisch	Eier
Tee	Meerrettich	Schweinefleisch	Rosenkohl
Gurke	Radieschen	Leber	Erbsen
Tomate	Spargel	Huhn	Reismehl
Sellerie	Feldsalat	Hering	Hirse
Gelbe Rübe	Grünkohl	Schellfisch	Butter
Rote Rübe	Rotkohl	Scholle	Schweineschmalz
Karotte	Weißkohl	Käse	Schokolade
Rettich	Wirsingkohl	Quark	Parmesankäse
Spinat	Blumenkohl	Reis	Aal
Sauerampfer	Schoten	Grieß	Hecht
Kopfsalat	Schnittbohnen	Hafermehl	Wurst
Aprikosen	Steinpilz	Semmeln	
Apfelsinen	Äpfel	Keks	
Feigen	Birnen	Erdnuß	
Rosinen	Kirschen	Wurst	
	Bananen		
	Preißelbeeren		

Nach dieser Tabelle kann man unschwer Kostzettel für die alimentäre Umstimmung des Säurebasenhaushalts zusammenstellen.

---

[1] Bemerkenswert ist, daß bei Zufuhr von Salmiak nach den Untersuchungen, die DENNIG gemeinsam mit DILL und TALBOT in Boston durchführte, nur in den ersten 5—7 Tagen der Salmiakzufuhr eine Steigerung der H-Ionenkonzentration im Blut erreicht wird. Dann ist die Bildung von Ammoniak genügend im Gange, so daß die p_H im Blut normal gehalten wird. Wenn der Salmiak plötzlich abgesetzt wird, so hält die Ammoniakbildung noch etwas an und bildet sich erst langsam zurück. Dadurch kommt die auf die Azidose folgende alkalotische Phase zustande.

2. Alimentäre Umstimmung des Säurebasenhaushalts in der Entzündungs- und Wundbehandlung.

Daß in der Tat durch derartige Ernährungsmaßnahmen auf Krankheitsprozesse ein erheblicher Einfluß ausgeübt werden kann, läßt sich am besten am Einfluß der Azidose auf Entzündungsherde zeigen. Wir können nachweisen, daß sowohl eine Azidose aus physiologischer Ursache, als auch die azidotische Phase der Proteinkörpertherapie, Fiebertherapie, Bakterientherapie und der übrigen obengenannten unspezifischen Behandlungsmethoden, und schließlich auch die alimentäre Azidose in der Lage sind, sog. *Herdreaktionen*, die in der Anfachung der lokalen Entzündungsvorgänge bestehen, herbeizuführen.

Schon die natürliche Azidose, die im Verlauf der Menstruationsphase vorhanden ist, kann in chronischen Entzündungsherden ein akutes Aufflammen in Gestalt einer Herdreaktion herbeiführen. Seitdem LICHTENBERG das regelmäßige Aufflammen einer chronischen Otitis media im Zusammenhang mit der Menstruation beobachtete und NOVAK regelmäßig Verschlimmerungen der chronischen Perityphlitis, METZGER der Gallenblasenentzündung berichtete, sind die Herdreaktionen im Zusammenhang mit der prämenstruellen Phase wohl ziemlich allgemein bekannt geworden. Wir selbst (HOFF [6]) haben solche Beobachtungen beschrieben und sie besonders bei Gehirnkrankheiten feststellen können. Auch bei der Lungentuberkulose sind sie nicht selten zu bemerken. Ebenfalls für den anderen physiologischen Azidosezustand, der in der *Gravidität* mit zunehmender Stärke nach dem früher Gesagten vorhanden ist, gilt die Erfahrungstatsache, daß alle die obengenannten Entzündungszustände hierbei zu einem gefährlichen Aufflackern veranlaßt werden können.

Daß ferner die azidotische Phase bei den oben dargestellten Methoden der unspezifischen Umstimmung eine Anfachung der entzündlichen Prozesse herbeiführen kann, ist eine allgemeine Erfahrungstatsache. *Entzündungsherde*, insbesondere Lungentuberkulose, werden von fast allen Autoren als *Kontraindikation für die Behandlung mit künstlichen Infektionen* angesehen. Bei der Besprechung seiner Erfahrung in der Behandlung mit lebenden Erregern betont SCHLAYER ausdrücklich, daß das Vorliegen von Entzündungsherden für ihn eine Anzeige ist, diese Methode nicht anzuwenden, da er unter anderem eine Cholecystitis hierbei aufflackern sah. Auch bei der Proteinkörpertherapie und ganz besonders bei der Tuberkulinbehandlung sind derartige Herdreaktionen eine häufige Beobachtung. Wir erinnern z. B. an die vermehrten entzündlichen Erscheinungen bei chronischer Gonorrhöe, welche sich in einer Vermehrung des Ausflusses aus der Harnröhre geltend machen und in Gestalt der Provokation zum Zweck der Gonokokkenuntersuchung vermittels Proteinkörpereinspritzungen eine praktische Bedeutung erlangt haben. Die Frage, ob diese Herdreaktion im einzelnen Falle erwünscht oder zu vermeiden ist, welche für unsere therapeutischen Überlegungen von entscheidender Bedeutung sein muß, soll hier vorläufig nur angedeutet und später eingehend besprochen werden.

Es ist nun ohne Zweifel, daß derartige *Herdreaktionen auch im Gefolge der durch reine Ernährungsmaßnahmen herbeigeführten Azidose* beobachtet werden können. Hiervon habe ich mich überzeugen können, als ich vor Jahren in der Klinik von HOPPE-SEYLER in Kiel Gelegenheit hatte, die Untersuchungen von ANDERSEN über die Wirkung der sauren Kost mit zu beobachten. ANDERSEN konnte z. B. zeigen, daß durch saure Kost bei einem alten Insassen des Krankenhauses, der dort schon viele Jahre mit chronischer Gicht lag, ohne seit Jahren jemals akute Gichtanfälle oder entzündliche Erscheinungen an den Gelenken zu zeigen, eine hochgradige Entzündung sämtlicher befallener Gelenke auftrat, wobei sich aus zahlreichen Fisteln harnsaure Salze entleerten. Ferner haben wir mehrfach erleben müssen, daß bei saurer Kost latente und zum Teil klinisch nicht erkannte Lungentuberkulosen akut aufflackerten. Ganz besonders war aber die Anfachung von entzündlichen Prozessen an chronisch entzündlichen Hautgeschwüren und an monatelang bestehenden phagedänischen Schankergeschwüren in eindrucksvoller Weise zu erkennen. Diese Beobachtungen ANDERSENs, von denen ich mich durch eigenen Augenschein überzeugen konnte, sind für mich für die hier dargestellten Zusammenhänge sehr lehrreich gewesen. Die Herdreaktion an schlecht heilenden Hautentzündungen, die auch von anderen Forschern wiederholt beschrieben worden ist, wird unten bei der Besprechung der Behandlung von Wunden mit saurer Kost noch ausführlicher dargestellt werden.

In meinen früheren Untersuchungen (HOFF [7, 9]) habe ich nun zeigen können, daß bei der alimentären Umstimmung des Säurebasenhaushaltes nicht nur Abweichungen im Sinne der Azidose und Alkalose zur Beobachtung kommen, sondern daß gleichzeitig mit diesen Veränderungen, die wir an Hand der Alkalireserve verfolgten, auch die gesetzmäßige Reaktionsfolge der Leukocyten zu erkennen war, wie sie oben als charakteristisch für die zweiphasige Reaktionsfolge bei akuten Infektionskrankheiten dargestellt worden ist. Insbesondere bei der Salmiakazidose fand sich gleichzeitig mit dem Abfall der Alkalireserve eine ausgesprochene Blutbildverschiebung im Sinne einer myeloischen Linksverschiebung, die in einem Beispiel als Abb. 5 hier eingefügt werden mag. Der von uns gefundene Zusammenhang, daß die Azidose eine myeloische Linksverschiebung entsprechend der auf S. 11 dargestellten ersten Phase der Reaktionsveränderung bei infektiösen Zuständen, daß dagegen alimentäre Alkalose eine lymphatische Tendenz entsprechend der zweiten

Phase herbeiführt, fand inzwischen durch die Untersuchungen von Barner, Joslin, Root und White, Allan, sowie Földes und Sherman ihre volle Bestätigung.

Es hat sich also die Annahme von Andersen bestätigt, daß die diätetische Umstimmung durch saure Kost eine große Ähnlichkeit mit den Änderungen bei Infektionskrankheiten, bei Fiebertherapie sowie bei Proteinkörpertherapie und sonstigen umstimmenden Behandlungsmethoden hat. Allerdings die bei diesen Vorgängen vorhandenen Fieberbewegungen treten bei alimentärer Azidose nicht auf.

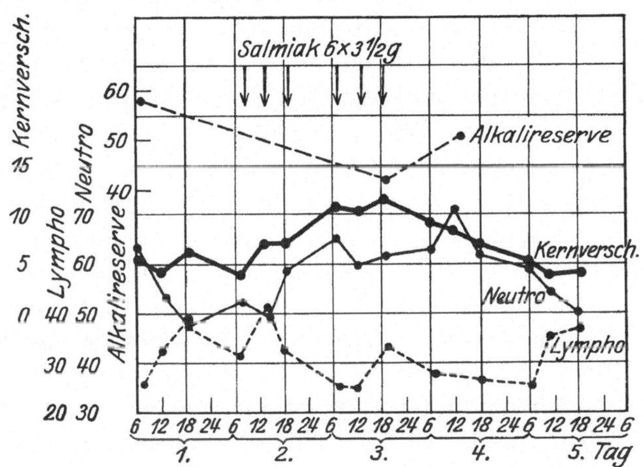

Abb. 5. Gesetzmäßige Reaktionsfolge der Leukocyten bei der Salmiakazidose. Nach Hoff: Erg. inn. Med. 33.

Wir gehen auf diese Zusammenhänge deswegen ausführlicher ein, weil sie die Grundlage für sehr bemerkenswerte therapeutische Versuche von Waller und Brandt gegeben haben, welche mit saurer Kost und Salmiakbehandlung die progressive Paralyse zu behandeln versuchten. Waller und Brandt gingen von unseren Versuchen aus, welche die Herbeiführung einer Azidose verbunden mit myeloischer Linksverschiebung des Blutbildes bei Salmiakbehandlung dargetan hatten. Sie wiesen auf die von uns und von Andersen betonte Ähnlichkeit dieser Veränderungen mit denjenigen bei Malariafieberzacken hin, und behandelten an der Stertzschen psychiatrischen Klinik in *Kiel* Kranke mit progressiver Paralyse lediglich mit intermittierender Anwendung von saurer Kost und Salmiak. Sie haben hierbei auffallende Besserungen des Krankheitszustandes gesehen und dieselben durch Kurven mit sehr günstigen Änderungen der Goldsolwerte belegt. Es bleibt abzuwarten, ob diese interessanten Ergebnisse der Stertzschen Klinik sich weiterhin bestätigen. Wir möchten betonen, daß die von uns und von späteren Untersuchern beschriebenen Veränderungen des Blutbildes durch alimentäre Azidose im Vergleich mit den hochgradigen Veränderungen bei Malaria oder sonstigen Infektionskrankheiten immerhin nur geringfügig sind, wenn sie auch qualitativ im gleichen Sinne verlaufen. Ob die bei dieser Behandlungsmethode fehlende Fieberreaktion dem therapeutischen Erfolg nicht erheblichen Abbruch tut, bedarf auch noch eingehender Prüfung. Immerhin sind diese Versuche von WALLER und BRANDT[1] zum mindesten von außerordentlichem theoretischen Interesse.

Eine besondere Bedeutung hat die alimentäre Veränderung des Säurebasenhaushaltes in der *Wundbehandlung* gewonnen. Ganz eindeutig sind die hier vorliegenden Untersuchungen noch nicht. LUITHLEN hatte gezeigt, daß durch alimentäre Azidose die Entzündungsbereitschaft der Haut vermehrt wird. Aus den Untersuchungen von ANDERSEN sowie von SAUERBRUCH und HERRMANNSDORFER, NATHER und SALCHOW, KALK und BARDENHEUER geht hervor, daß entzündliche Hautgeschwüre sich bei saurer Kost schnell reinigen und beschleunigt abheilen, daß ebenso der Wundverlauf ein günstigerer und schnellerer ist. Die Beobachtung, daß einmal die Haut bei alimentärer Azidose leichter zu Entzündungen neigt, daß aber andererseits Entzündungen und Wunden hierbei schneller heilen, erscheint zunächst widerspruchsvoll. Wenn man aber einmal gesehen hat, wie etwa ein chronisches entzündliches Unterschenkelgeschwür unter alimentärer Azidose zunächst stärker durchblutet wird, wie die Granulationen sich kräftigen und dann eine beschleunigte Heilung einsetzt, wird man wohl als Ursache der Besserung in der Tat zunächst eine Anfachung der entzündlichen Reaktion, gewissermaßen eine Herdreaktion, wie wir sie als charakteristisch für die

---

[1] WALLER und BRANDT geben für die von ihnen angewandte saure Kost folgenden Wochenkostzettel:

Sie gaben täglich morgens Tee und Brötchen mit Butter, Käse oder Ei; zum Frühstück: Bouillon, Schwarzbrot mit Wurst, Käse; zum Nachmittagskaffee: Kaffee, Brot und Butter.

1. Tag.   Mittags: In Bouillon gekochte Haferflocken mit viel Rindfleisch.
          Abends: Rührei mit Schwarzbrot.
2. Tag.   Mittags: Bouillonreis (halbgeschälter, nicht polierter!) mit Fleisch.
          Abends: Haferbrei, Brot und Aufschnitt.
3. Tag.   Mittags: Gebackene Haferplätzchen mit wenig Preiselbeeren.
          Abends: Beefsteak mit Reis (Salzreis).
4. Tag.   Mittags: Gebackene Nudeln mit Ei.
          Abends: Geräucherter Hering und Brot.
5. Tag.   Mittags: Gekochter Fisch mit Reis (halbgeschält) und Buttersoße.
          Abends: Bockwürstchen und Brot.
6. Tag.   Mittags: Gebratene Leber mit Reis und Soße.
          Abends: Salzhering und Brot.
7. Tag.   Mittags: Beefsteak mit Fettsoße und etwas gebackenem Haferbrei.
          Abends: Rührei und Brot.

Azidose kennenlernten, anzunehmen haben, welche durch Anregung der Lebenstätigkeit der Zellen die Heilung einleitet. Unseres Erachtens tritt hierbei der Zustand ein, den BIER als das Wirksame bei seiner sog. Heilentzündung ansieht: eine örtliche Hyperämie, welche, wie BIER sich ausdrückt, die langsam verlaufenden chronischen Prozesse in eine akute Entzündung verwandelt und hiermit die Heilung in die Wege leitet. Ähnlich wie wir oben ausgeführt haben, daß die chronischen Infektionskrankheiten sich von den akuten Infektionskrankheiten dadurch unterscheiden, daß bei ihnen nicht von sich aus die gesetzmäßigen Abwehrvorgänge in ausreichender Weise verlaufen, so scheint die mangelhafte Zelltätigkeit des schlecht heilenden Hautgeschwürs sich von der kräftigen Zelleistung bei kurzem Verlauf und günstiger Heilungstendenz dadurch zu unterscheiden, daß die lokalen Heilungsvorgänge von sich aus nicht zu einer Ausheilung ausreichen. Die diätetische Behandlung würde also auch hier eine Unterstützung der natürlichen Abwehrvorgänge bedeuten. Daß der Heilverlauf von Wunden in ähnlicher Weise wie bei torpiden Entzündungen durch die Azidose angeregt werden könnte, daß gewissermaßen sowohl an Wunden wie an Entzündungen „Herdreaktionen" entstehen können, wird verständlicher, wenn man sich klarmacht, daß bei der Wundheilung und bei der Entzündung an sich ganz ähnliche Vorgänge ablaufen. Wir wollen nur erwähnen, daß die Wundheilung ebenso mit Hyperämie, lokaler Azidose (GIRGOLAFF) und Leukocytenansammlung einhergeht, wie die Entzündung, und verweisen auf die ausgezeichnete Darstellung „Die Physiochemie der Entzündung und der Wundheilung" von HÄBLER.

Es darf allerdings nicht verschwiegen werden, daß die Ansichten über den Einfluß der Kost auf entzündliche Prozesse und Wunden nicht bei allen Forschern übereinstimmen. BALINT hat im Gegensatz zu den obengenannten Autoren die Auffassung vertreten, daß gerade eine Umstimmung im Sinne einer Alkalose eine bessere Heilung von Wunden und Entzündungen gewährleistet. Er hat diese Auffassung besonders mit dem günstigen Einfluß der Alkalitherapie auf das Magengeschwür belegt. Hier liegen aber offenbar besondere Verhältnisse vor. Man wird das Magengeschwür weder mit einer Entzündung noch mit operativen Wunden vergleichen können, und hier in erster Linie an die schädliche Wirkung der Magensäure auf das Geschwür denken müssen. Wenn BALINT ferner angegeben hat, daß er Wunden auf der Haut besonders gut durch örtliche Behandlung mit Alkali heilen könnte, so ist auch dies mit der alimentären Umstimmung im Säurebasenhaushalt nicht zu vergleichen. Wenn man offene Wunden mit Alkali, Säuren oder auch mit Salzen behandelt, steht bei der Wirkung nicht der Einfluß auf den Säurebasenhaushalt im Vordergrund, sondern eine *lokale* chemische bezw. *osmotische Wirkung*. Durch die verschiedensten osmotisch wirksamen Elektrolytlösungen kann örtlicher Anreiz auf die Zelltätigkeit ausgeübt werden. Ganz besonders haben wir uns von der ausgezeichneten Wirkung von konzentrierter Kochsalzlösung auf offene Wunden und sogar auf Hautkrebs überzeugen können, wie sie von ANDERSEN beschrieben worden ist. Im übrigen konnten mehrere Nachuntersucher die Ergebnisse BALINTS nicht bestätigen. Wir schließen uns nach eigenen Erfahrungen für die diätetischen Methoden der Beeinflussung von Hautgeschwüren durchaus der Auffassung von ANDERSEN, SAUERBRUCH, HERRMANNSDORFER, NATHER, SALCHOW, KALK und BARDENHEUER an, daß *chronisch entzündliche Prozesse mit schlechter Heilungstendenz durch eine künstlich herbeigeführte Azidose im Heilungsverlauf günstig beeinflußt werden.* Über die Beeinflussung von Wunden haben wir keine eigenen Erfahrungen.

Wenn wir in der Anfachung der lokalen Zelltätigkeit, gewissermaßen in der entzündlichen Herdreaktion, den günstigen Einfluß der Azidose auf den Verlauf der chronischen Entzündung sehen, so ist hierin schon die Möglichkeit angedeutet, daß unter Umständen diese Steigerung der Entzündungstätigkeit auch einen ungünstigen Einfluß ausüben kann. Dies gilt besonders für die Fälle, in denen durch weitere Anfachung der Entzündung eine ungewünschte Gewebseinschmelzung im Entzündungsherd eintreten kann. Besonders bei der Tuberkulose liegt manchmal die Gefahr nahe. Es kann gelegentlich beobachtet werden, daß durch die Azidosetherapie etwa ein chronisch entzündetes torpides Unterschenkelgeschwür schnell abheilt, daß aber gleichzeitig eine klinisch latente Lungentuberkulose aktiviert wird und in eine ungünstige exsudative Form übergeht. Solche Beobachtungen haben wir leider gelegentlich machen müssen. Wir sehen gerade hieraus, daß wir mit dem Begriff der *Leistungssteigerung* bei solchen therapeutischen Maßnahmen praktisch oft wenig anfangen können. Der örtliche Stoffwechselbrand der Entzündung wird anscheinend durch alimentäre Azidose angeregt. Es kann hierdurch aber je nach der Beschaffenheit des Entzündungsherdes in dem einen Fall erreicht werden, daß durch die Steigerung der Abwehrvorgänge der Organismus über den Krankheitsherd obsiegt. Dies scheint uns vor allem für den Fall der chronischen torpiden Entzündungen mit mangelhaften Abwehrleistungen zuzutreffen. In anderen Fällen kann aber die Leistungssteigerung am Ort einer an sich zu Gewebseinschmelzung neigenden schweren Entzündung zu einer so hochgradigen Vermehrung des Stoffwechselbrandes führen, daß eine örtliche Gewebseinschmelzung im Sinne einer klinischen Verschlimmerung zustande kommt. Wir wissen aus den Untersuchungen von SCHADE, daß die Entzündung an sich mit einer lokalen Azidose einhergeht, und daß die schwersten Entzündungen Steigerungen der H-Ionenkonzentration aufweisen, die mit dem Leben der Zellen nicht mehr vereinbar sind. In solchen Fällen kann also durch eine Vermehrung der Azidose durch eine Diätbehandlung eine Verschlimmerung herbeigeführt werden.

Wir werden unten versuchen, nach diesen Überlegungen Richtlinien für die Behandlung von entzündlichen Prozessen aufzustellen. Hier handelt es sich zunächst darum, festzustellen, daß *durch die diätetische Therapie ein tiefgreifender Einfluß auf den Organismus und auf örtliche Entzündungsvorgänge zustande kommt*, worin ähnlich wie in den früher besprochenen sonstigen umstimmenden Maßnahmen *therapeutische Möglichkeiten* gegeben sind.

Kurz wollen wir noch die Tatsache streifen, daß durch die Änderungen des Säurebasenhaushaltes auch die Lebensbedingungen von Krankheitserregern geändert werden können. Mit der Abhängigkeit des Bakterienwachstums vom H-Ionengehalt in der Nährlösung haben wir uns früher in einer Arbeit aus dem Institut SCHADES beschäftigt (SCHADE, CLAUSSEN, HÄBLER, HOFF, MOCHIZUCKI und BIRNER). Besonders BITTER und GUNDEL haben sich von seiten der Bakteriologen mit dieser Frage befaßt. Für die Bakterien, welche auf Wundflächen wuchern, scheint durch die Herbeiführung einer alimentären Azidose nach den Untersuchungen von SAUERBRUCH eine Verschlechterung der Lebensbedingungen einzutreten, da sie von den Wunden verschwinden. Für den Tuberkelbacillus wurde dagegen von SCHADE und CLAUSSEN gezeigt, daß er besonders üppig auf einem Nährboden wächst, dessen H-Ionengehalt den Azidosewerten entspricht, welche im Gebiet stärkerer Entzündungen vorhanden sind. Hiernach müßte man theoretisch annehmen, daß die therapeutische Herbeiführung einer Azidose im Körper, welche auch am Tuberkuloseherd eine Reaktionsverschiebung in der Richtung zum Sauren herbeiführt, unter Umständen der Vermehrung der Tuberkelbazillen Vorschub leistet. Hierdurch könnte man sich die von uns beobachtete Verschlimmerung tuberkulöser Prozesse bei künstlich herbeigeführter Azidose und ebenfalls die Verschlimmerungen der Tuberkulose durch die Azidose infolge von akut-entzündlichen interkurrenten Erkrankungen vielleicht bis zu einem gewissen Grade erklären. Der Einfluß der physikalisch-chemischen Änderungen auf das Bakterienwachstum ist bisher noch wenig erforscht; wir werden unseres Erachtens später auch diese Zusammenhänge bei unserem therapeutischen Vorgehen, insbesondere bei der alimentären Umstimmung der physikalisch-chemischen Säftemischung, berücksichtigen müssen.

Wenn wir unsere Darstellung des Einflusses der sauren Kost auf Entzündung und Wundheilung noch einmal überblicken, und versuchen, daraus praktische Richtlinien für die Krankenbehandlung zu gewinnen, so können wir feststellen: *Der Einfluß der sauren Kost besteht in einer Steigerung der entzündlichen Vorgänge, also in einer Herdreaktion.* Unter Umständen kann auch ein Einfluß auf das Wachstum der Bakterien ausgeübt werden. Nach SAUERBRUCH übt die Azidose auf die typischen Erreger der Wundinfektion einen ungünstigen Einfluß aus; es ist aber auf Grund der Untersuchungen SCHADES anzunehmen, daß das Wachstum der Tuberkelbazillen durch Verstärkung der Azidose angeregt werden könne. Hierdurch scheidet die Tuberkulose aus den Überlegungen über den Einfluß der sauren Kost auf die Entzündung als ein Sonderfall aus, und wir werden sie späterhin für sich besprechen. Bei den sonstigen entzündlichen Prozessen ist es nun für die Frage, ob eine saure Kost therapeutisch zweckmäßig ist, von Wichtigkeit, ob eine Anfachung des Entzündungsprozesses durch diese Behandlung für den Heilungsverlauf wünschenswert ist. Hierbei muß man sich vor Augen halten, daß diese unspezifische Anfachung der entzündlichen Vorgänge, insbesondere die Verstärkung der Entzündungsazidose, natürlich nicht gleichgesetzt werden kann mit einer spontanen klinischen Verschlimmerung der Entzündung. Die spontane klinische Verschlimmerung der Entzündung wird im allgemeinen dadurch hervorgerufen sein, daß die Menge oder Aktivität der Infektionserreger sich steigert. Die diätetische Anfachung der Entzündung geht dagegen mit einer Verstärkung der Abwehrvorgänge einher, die nicht durch eine Verstärkung der örtlichen Infektion herbeigeführt ist, sondern im allgemeinen eine Zurückdrängung der Infektionserreger mit sich bringt. Bei infektiösen Prozessen, z. B. bei der Pneumonie, bei denen an sich die örtlichen Abwehrvorgänge wie etwa Azidose und Leukocytenansammlung höchstgradig entfaltet sind, wird man im allgemeinen nicht an eine weitere Anfachung dieser Abwehrreaktionen durch saure Kost denken. Dagegen ist bei *chronisch-entzündlichen Prozessen mit schlechter Heilungstendenz die saure Kost indiziert.* Wir haben oben auseinandergesetzt, daß die chronischen Infektionskrankheiten sich von den akuten dadurch unterscheiden, daß die natürlichen Abwehrvorgänge, z. B. Fieber, Leukocytose, Fieberazidose hierbei nicht spontan in ausreichender Weise verlaufen, so daß eine Auslösung dieser Abwehrvorgänge durch unspezifische Behandlung zweckmäßig ist. In völliger Parallele hierzu ist festzustellen, daß die *chronische Entzündung sich von der akuten dadurch unterscheidet, daß die örtlichen Abwehrvorgänge, nämlich örtliche Temperatursteigerung, örtliche Azidose und örtliche neutrophile Leukocytose hierbei nicht in ausreichender Weise zur Ausbildung kommen.* Wir verweisen darauf, daß nach unseren Untersuchungen im SCHADEschen Institut (SCHADE, CLAUSSEN, HÄBLER, HOFF, MOCHIZUCKI und BIRNER) in entzündlichen Exsudaten die Azidose um so stärker ist, je akuter der Prozeß, um so geringer, je chronischer die Erkrankung verläuft. Auch die alte ärztliche Unterscheidung des „*pus bonum et laudabile*" bei prognostisch günstigen akuten Eiterungen von dem *kalten Eiter* der chronischen und prognostisch ungünstigen Prozesse gehört hierher.

Der heiße Eiter zeigt starke lokale Temperatursteigerung, hochgradige lokale Azidose und ausgesprochene neutrophile Leukocytose. Der kalte Eiter dagegen zeigt keine wesentliche Temperatursteigerung und keine stärkere Azidose. Auch ist die chronische Entzündung im Vergleich mit der akuten durch ein Zurücktreten der neutrophilen Zellen und eine Vermehrung der Lymphocyten und Plasmazellen ausgezeichnet, wie schon 1910 von SCHRIDDE und 1913 von LÖHLEIN in ausgezeichneten Untersuchungen gezeigt wurde. Eine Anfachung der mangelhaften örtlichen Abwehrreaktion bei chronisch entzündlichen Prozessen kann durch die in den früheren Abschnitten genannten unspezifischen Behandlungsmethoden erreicht werden. Sowohl bei der Fieberbehandlung wie bei der Proteinkörperbehandlung usw. kommen *Herdreaktionen* zur Beobachtung; etwas *Ähnliches ist auch durch die Behandlung mit saurer Kost zu erreichen.* Hiernach sind also *torpide entzündliche Prozesse mit mangelhafter Heilungstendenz und entsprechend den engen Parallelen zwischen Entzündung und Wundheilung schlecht heilende Wunden, schmierig belegte Geschwüre, insbesonders auch Schankergeschwüre die Domäne der Behandlung mit saurer Kost.* Auch die chronisch entzündlichen Prozesse bei Gonorrhöe, etwa die Adnexitis der Frauen, die Epidydimitis des Mannes, kann man durch die saure Kost zu einer Herdreaktion anregen und sie damit der Behandlung zugänglicher machen. ANDERSEN hat darauf hingewiesen, daß auch beim chronischen Gelenkrheumatismus durch saure Kost eine Herdreaktion herbeigeführt wird, die gewissermaßen den Gelenkrheumatismus wieder akut macht, so daß er der Salicylbehandlung zugänglicher ist.

Bei Entzündungen, bei denen eitrige Einschmelzungen schon vorhanden oder zu erwarten sind, wird man je nach den Besonderheiten des vorliegenden Falles durch die Diät eine Anfachung der Entzündung herbeizuführen oder sie zu unterdrücken versuchen. Bei Furunkeln oder sonstigen Abscessen, die incisionsreif werden sollen, könnte gelegentlich eine Unterstützung der entzündlichen Vorgänge zweckmäßig sein, bei einem Gallenblasenempyem und einer Appendicitis wird man dagegen im allgemeinen die Einschmelzung nicht unterstützen wollen. Der erfahrene Arzt sucht schon auf anderem Wege in solchen Fällen den örtlichen Stoffwechselbrand, d. h. physikalisch-chemisch gesehen die Temperatursteigerung, die Azidose, die lokale osmotische Hypertonie, zu verstärken oder einzudämmen. Bei manchen Entzündungen wird man durch örtliche Hitzeanwendungen den Chemismus der Stoffwechselvorgänge noch verstärken, etwa bei einem Furunkel, der zur Einschmelzung kommt, in anderen Fällen wird man dagegen durch Auflegen einer Eisblase versuchen, eine Hemmung der entzündlichen Prozesse herbeizuführen, z. B. wenn man hofft, auf diese Weise bei einer Gallenblasenentzündung eine Operation noch zu vermeiden. Es scheint

uns, daß in denjenigen Fällen, wo der Arzt aus seiner Erfahrung heraus
geneigt ist, lokale Wärme anzuwenden, auch die saure Kost indiziert
ist, während sie im entgegengesetzten Fall nicht gegeben werden soll.

Es ist allerdings zu betonen, daß unsere Kenntnisse über den Einfluß des Säurebasenhaushaltes bzw. der Diät auf den Ablauf von Entzündungen noch *ganz im Anfang* stehen. Wir haben versucht, einen
ersten Überblick zu gewinnen, müssen aber mit der Möglichkeit rechnen,
daß nach größerer Erfahrung auf diesem Gebiet manche der hier an-
genommenen Regeln noch eine erhebliche Revision erfahren müssen.

3. Die Ernährungsbehandlung der Tuberkulose.

Wenn wir bisher bei der Besprechung der therapeutischen Wirkung
bestimmter Ernährungsmaßnahmen die Änderungen im Säurebasenhaushalt zugrunde legten, so muß jetzt besonders darauf hingewiesen
werden, daß die *Erklärung der Heilwirkung mancher Ernährungsformen
sich durchaus nicht in ihrem Einfluß auf den Säurebasenhaushalt er-
schöpft.* Auch die verschiedenen Mineralbestandteile der Kost bzw.
Salzzulagen zu derselben haben einen ganz bestimmten Einfluß auf
Krankheitsprozesse. Zum Beispiel wissen wir durch die Untersuchungen
von CHIARI und JANUSCHKE, daß das Calciumion abdichtend auf die
Kapillaren und damit entzündungswidrig wirkt. Man kann jederzeit
im Experiment zeigen, daß die schwere Entzündung, welche an der
Bindehaut des Kaninchenauges durch Einträufelung von Senföl hervorgerufen wird, unterbleibt, wenn vorher Calciumchlorid in größeren Mengen
verabfolgt wurde. Auch das Kochsalz hat zweifellos einen erheblichen
Einfluß. Bei Zufuhr von reichlich Kochsalz kommt es zu einer vermehrten Sekretion von Wunden, Geschwüren und Fisteln, während
eine völlige Kochsalzentziehung stark nässende Ekzeme unter Umständen schnell trocken legen kann. STRAUSS, der als erster die salzarme
Kost in der Behandlung der Nierenleiden einführte, hat kürzlich die
Heilwirkungen dieser Kost auch bei anderen Krankheiten zusammengestellt.

Wir sind noch weit davon entfernt, alle diese Faktoren, die bei der
diätetischen Behandlung eine Rolle spielen, genau zu übersehen. Manche
Diätformen, die nach Ansicht vieler Ärzte einen ausgezeichneten therapeutischen Erfolg haben, sind rein empirisch gefunden, und die Ursache
ihrer Wirkung ist einer theoretischen Erklärung vorläufig nur unvollkommen zugängig. In erster Linie ist hier die *Ernährungsbehandlung
der Tuberkulose nach* GERSON, SAUERBRUCH und HERRMANNSDORFER
zu nennen. Es ist bei dieser Methode, die heute ein so allgemein großes
Interesse findet, meines Erachtens noch theoretisch völlig unklar, wie
man sich ihre Wirkung erklären soll. Die verschiedenen Autoren machen

dementsprechend die verschiedenartigsten Erklärungsversuche. Es handelt sich bei den zuletzt von HERRMANNSDORFER veröffentlichen Diätzetteln um eine Nahrung, in der Eiweiß, Fett und Lipoide eine besondere Rolle spielen, während Kohlehydrate zurücktreten, ferner werden reichliche Mengen Rohkost verabfolgt und die Kochsalzzufuhr hochgradig eingeschränkt. Als medikamentöse Zulagen zu dieser Kost werden erhebliche Mengen Phosphorlebertran, sowie ein Mineralsalzgemisch „Mineralogen" nach den Angaben GERSONS gegeben. Bei diesem Vielerlei von Verordnungen ist es natürlich ziemlich unübersichtlich, wie man sich eine etwaige Heilwirkung erklären soll. Um zu zeigen, in welcher Weise diese Ernährungsweise praktisch durchgeführt werden soll, mag hier der Kostplan Platz finden, den HERRMANNSDORFER jüngst bei seinem Vortrag in der Berliner Medizinischen Gesellschaft aufgestellt hat.

Kostplan nach HERRMANNSDORFER.

Verbotene Speisen:

Kochsalz.
Geräuchertes und gewürztes Fleisch.
Konserven jeder Art.
Wurst und Schinken.
Geräucherte oder gesalzene Fische.
Bouillonwürfel, Suppenwürzen und Extrakte außer den beschränkt erlaubten.

Beschränkt erlaubte Speisen:

Mehl jeder Art: Salzloses Brot, Vollkornbrot, Pumpernickel, Zwieback, Nudeln, Makkaroni, Kufekepräparate, Bäckereien.
Zucker, besonders empfehlenswert brauner Kandiszucker, echter *Bienenhonig*.
Bestrahlte Malzhefe (Cenoviswerke München).
Pfeffer.
Essig.
Liebigs Fleischextrakt, Dardex (Kibo G. m. b. H., Frankfurt a. M.).
Bier („Heilbier" oder Malzbier).
Marsala, Madeira, Malaga, Rotwein (als Zusatz zu den Speisen).
Kaffee, Tee, Kakao.

Erlaubte Speisen:

Frisches Fleisch (etwa 600 g in jeder Woche).
Eingeweide (Bries, Hirn, Leber, Lunge, Nieren, Milz).
Frische Fische.
Milch: Etwa $1—1^{1}/_{2}$ l täglich in jeder Form (besonders *rohe* Milch, wenn Quelle einwandfrei; ferner saure Milch, Milchkakao, Milch in Pudding oder Reis, *Sahne*, Rahm, *Kephyr*, salzarmer Käse, Quark, Topfenkäse).
Fette: Salzlose Molkereibutter, Olivenöl, Schmalz (Schweinefett), salzloser Speck.
Obst und *Früchte*: Möglichst viel rohes, aber auch gekochtes Obst, Kompott, Marmelade, Fruchtgelee, Fruchtsäfte, Limonaden, Apfelmost, Fruchtweine, Obstsalat, Bratäpfel.
Salat und *Gemüse*: Gemüse nicht abbrühen, sondern nur dämpfen! Viel frisches Gemüse (auch rohe Preßsäfte aus Gemüse als Zusatz zu Suppen und anderen Speisen). Tomaten, gelbe Rüben, Stockrüben, Schwarzwurzeln, Kartoffeln, Kohlrabi, Lauch, rote Rüben, Runkelrüben, Spargel, Blumenkohl, Rot- und

Weißkohl, gewässertes Sauerkraut, Kohl, Wirsing, Kresse, Endivien, Feld-
und Kopfsalat, Rhabarber, Sauerampfer, Spinat, Erbsen, Bohnen, Linsen,
Pilze, Gurken, Kürbisse, Melonen, Mohrrüben.

Eier: Auch in Majonnaise, Puddings, Brei.

Reis: (Ungeschälter Rangoonreis.) *Grieß, Maizena, Tapioka, Graupen, Haferflocken.*

Gewürze:

Alle Kräuter, Majoran, Estragon, Dillkraut, Gurkenkraut, Pfefferminzkraut,
Zwiebeln, Poree, Lorbeerblätter, Schnittlauch, Rosmarin, Basilikum, Salbei,
Kümmel, *Citronen*, Petersilie, Sellerie, Knoblauch, Meerrettich, Rettich,
Radieschen, Suppenkräuter, Ingwer, Vanille, Zimt, Anis, Korinthen, Mandeln,
Kokosnuß, Nüsse, Paranüsse, Rosinen, salzlose Cenovisnährhefe, salzloser
Cenovis-Vitaminextrakt (kochsalzfrei auf Bestellung bei Cenoviswerke,
München, Rosenheimer Straße).

Arzneien:

Phosphorlebertran 45 g täglich (Rp. Phosph. 0,025, Ol. jecor. as. 300,0).

Mineralogen (dreimal täglich nach dem Essen einen gehäuften Teelöffel in Wasser
aufschwemmen und mit Holzlöffel gut verrühren). Alleinhersteller: Pharma,
M. Loebinger & Co., Berlin, Wilmersdorfer Straße.

Die Kost wird auf folgende Mahlzeiten verteilt:

Tageseinteilung.

7 Uhr: Brei (etwa $^1/_3$ l Milch, Haferflocken oder Reis oder Grieß oder Maizena
oder Tapioka od. dgl.; $^1/_2$ Ei, 1 Teelöffel Butter, Kandiszucker, Citrone
oder Zimt oder Vanille).

9 Uhr: Dünner Kaffee (hauptsächlich Malz, nur wenig Bohnen) mit viel
Milch. Brot, Butter oder Marmelade oder *Honig*.
Danach 1 Teelöffel Mineralogen.

10 Uhr: Rohes Obst und rohes Gemüse, auch rohe Eidotter mit Citronensaft.

$12^1/_2$ Uhr: Mittagessen: Suppe, ein Gang, Obst.
Danach 1 Teelöffel Mineralogen.

4 Uhr: Milch (Kakao oder etwas Kaffee), Kuchen, Keks, Zwieback, Butter
oder Marmelade oder Honigbrot.

$6^1/_2$ Uhr: Abendessen: Ein Gang und Obst.
Danach 1 Teelöffel Mineralogen.

8 Uhr: Brei (wie morgens). Im Sommer statt dessen an heißen Tagen saure
Milch.
Danach 1 Teelöffel Phosphorlebertran.

*Anmerkung: Speisen nicht länger als unbedingt notwendig braten oder kochen! Kein
Aufwärmen! Möglichst reichlich Rohkost verwenden!*

Diese Behandlungsmethode soll nach den Angaben ihrer Erfinder
und verschiedener anderer Autoren auffällig günstige Erfolge bei Tuberkulose haben. Insbesondere bei Hauttuberkulose, dem Lupus vulgaris,
wurden erstaunliche Heilerfolge von JESIONEK sowie von BOMMER und
BERNHARDT beschrieben und demonstriert. Auch über Knochen- und
Gelenktuberkulosen liegen sehr günstige Behandlungsberichte vor. Bei
der Lungentuberkulose werden ebenfalls ausgezeichnete Erfolge berichtet, hier sind aber auch von manchen Seiten zurückhaltende Be-

urteilungen laut geworden, so daß auf jeden Fall noch weitere Beobachtungen zu einem sicheren Urteil erforderlich sind.

Die Erklärung des Heilerfolges wird, wie gesagt, von den verschiedenen Forschern in verschiedener Richtung gesucht. HERRMANNSDORFER ist sich darüber klar, daß hier offenbar verschiedene Faktoren mitspielen. Er nimmt als wesentlich eine Änderung des Säurebasenhaushaltes im Sinne der Azidose an. Es ist zu betonen, daß seine Untersuchungen sich auf seinen Ergebnissen der Beeinflussung der Wunden durch saure Kost aufbauten. Für die Herbeiführung der Azidose bei der Tuberkulosetherapie soll besonders das Mineralogen, welches Calcium und Magnesium enthält, eine Rolle spielen. Es ist nun *durchaus ungewiß, ob tatsächlich bei dieser Therapie eine Azidose eintritt.* Weder P. MÜLLER und ANTHES noch LIESENFELD konnten bei dieser Behandlungsmethode in ihren Untersuchungen des Säurebasenhaushaltes eine Azidose feststellen. Dazu kommt noch, daß sowohl nach den Ergebnissen von JESIONEK als auch nach den Untersuchungen von LIESENFELD dem Mineralogen, das zur Herbeiführung der Azidose beitragen soll, für den Eintritt des Heilerfolges keine besondere Bedeutung zukommt. Auch uns scheint es recht fraglich, ob bei dieser Behandlung eine merkliche Azidose zustande kommt, da nach unseren obigen Ausführungen eine Azidose unter Umständen sogar ungünstig auf den Verlauf der Tuberkulose einwirken könnte, wie wir selbst bei zweifellos im Sinne einer Azidose wirkender Ernährung beobachteten. Es ist interessant, daß auch GERSON eine *Alkalisierung* bei der Tuberkulose für nötig hält, und der Ansicht ist, daß diese durch seine Kost und durch Mineralogen erreicht wird. In diesem Punkte gehen also GERSON und HERRMANNSDORFER auseinander, und HERRMANNSDORFER hat auch einige Veränderungen der GERSONschen Diätvorschriften vorgenommen. Auch von H. STRAUB wurde übrigens die Herbeiführung einer Azidose durch diese Behandlungsmethode bezweifelt.

Wir sehen also, daß sich die verschiedenen Autoren nicht darüber einig sind, ob eine Azidose oder eine Alkalose für die Behandlung der Tuberkulose zweckmäßig ist, daß es auch noch strittig ist, ob die Diät von GERSON, SAUERBRUCH und HERRMANNSDORFER überhaupt einen Einfluß auf das Säurebasengleichgewicht ausübt und in welcher Richtung dieser etwaige Einfluß erfolgt. Theoretisch könnte man sich sehr wohl denken, daß die klinisch so verschiedenartigen Formen der Tuberkulose durch einen verschiedenartigen Einfluß auf den Säurebasenhaushalt günstig beeinflußt werden könnten. Es wäre z. B. möglich, daß gänzlich torpide und langsam verlaufende Tuberkulosen mit sehr geringfügiger örtlicher Abwehrleistung durch eine zeitweilig azidotische Stoffwechselrichtung in ihrer entzündlichen Reaktion angeregt und damit einer Besserung zugeführt würden, daß andererseits stürmisch verlaufende und mit schneller Gewebseinschmelzung einhergehende Tuberkulosen eher auf eine alkalotische Umstellung, welche der Entzündungsazidose entgegenwirkt, günstig ansprechen würden. Bei der Tuberkulintherapie sehen wir ja manche Parallelen, insofern die ersteren Fälle durch die Stimulation der Tuberkulininjektion oft günstig beeinflußt werden, während man bei den Fällen der zweiten Kategorie im allgemeinen nicht zur Tuberkulintherapie greift. Diese Überlegung über den Einfluß des Säurebasenhaushaltes auf den Ablauf der Tuberkulose ist aber vorläufig *rein hypothetisch*; durch den besprochenen Einfluß der H-Ionenkonzentration auf das Wachstum der Tuberkelbazillen ist diese Frage noch weiterhin erschwert. Tatsächlich kann man vorläufig nur feststellen, daß wir *nichts Sicheres darüber wissen, ob eine Änderung des Säurebasenhaushaltes für die Tuberkulosebehandlung eine besondere Bedeutung hat und ob eine solche Änderung bei den empfohlenen diätetischen Behandlungsmethoden eintritt.*

Eine Reihe von Autoren sucht, da der Einfluß der Diätbehandlung der Tuberkulose auf den Säurebasenhaushalt so durchaus unübersichtlich ist, andere Gründe für die günstige Wirkung dieser Behandlungsmethoden heranzuziehen.

H. Strauss vertritt z. B. die Ansicht, daß bei der Wirkung dieser Behandlungsmethode die Kochsalzarmut der Nahrung eine hervorragende Rolle spielt. Schließlich wird von von Bergmann erwogen, ob nicht etwa die erheblichen Dosen von Phosphorlebertran für den Heilerfolg verantwortlich zu machen sind. Er verweist auf die Heilerfolge der Tuberkulose durch Sonnenbestrahlung, und betrachtet es als möglich, daß ebenso wie bei der Sonnenbestrahlung durch den Phosphorlebertran eine *Ergosterinwirkung* zustande käme.

Man sieht, daß wir von einem theoretischen Verständnis für die von so vielen Autoren behaupteten Heilerfolge der Gerson-Sauerbruch-Herrmannsdorferschen Methode der Tuberkulosebehandlung noch weit entfernt sind. Es ist möglich, daß von den vielen hier gegebenen Vorschriften einige überflüssig oder wenig wichtig sind (nach Jesionek und Liesenfeld z. B. das Mineralogen), und es wäre sehr wertvoll, wenn es gelänge, den wirksamen Kern besser herauszuschälen. Das Verdienst, durch völlig unspezifische Maßnahmen lediglich durch allgemeine Anregung der Abwehrkraft des Körpers den Kampf mit der Tuberkulose auf neuen Wegen aufgenommen zu haben, bleibt dabei ungeschmälert.

4. Diätbehandlung bei sonstigen Krankheiten.

Wenn wir von der diätetischen Behandlung der Entzündung, der Wunden und der Tuberkulose absehen, so sind noch einige weitere Krankheitsbilder zu nennen, bei denen bereits heute der diätetischen Behandlung eine gesicherte Stellung in der Therapie zukommt. Wir denken etwa an die künstliche Herbeiführung der Azidose bei der *para-thyreopriven Tetanie*, welche mit der Sicherheit eines Experimentes auch schwere Anfälle beseitigen kann. Sehr eindrucksvolle eigene Beobachtungen bei dieser Krankheit haben wir an anderen Stellen (HOFF [9 und 11]) mitgeteilt. Perorale Verabfolgung von Salmiak oder Monoammonium-phosphat pflegt prompt die Anfälle zu beseitigen. Bei der Tetanie sind wir über den Mechanismus der Heilwirkung der Azidosetherapie verhältnismäßig gut unterrichtet. Wir wissen, daß die tetanischen Anfälle durch ein Absinken des Calciumgehaltes des Blutes ausgelöst werden, und daß entsprechend den Formeln von RONA und TAKAHASHI sowie von FREUDENBERG und GYÖRGY die Azidose im Sinne einer Vermehrung der Calciumionendissoziation wirkt. Durch das Eintreten einer Alkalose kann im Gegensatz dazu die Tetanie verschlimmert oder gar beim Gesunden ausgelöst werden. Wir denken an die Hyperventilationstetanie, welche durch vermehrte Kohlensäureausatmung zur Alkalose und zu tetanischen Symptomen führt und an die tetanischen Erscheinungen bei häufigem Erbrechen von salzsäurehaltigem Mageninhalt.

Auch bei der *Epilepsie* scheint nach den Untersuchungen von DENNIG an der Klinik KREHLS die alimentäre Umstimmung des Säurebasenhaushaltes eine gewisse therapeutische Wirkung zu haben, indem eine azidotische Stoffwechselrichtung die Zahl der Anfälle herabsetzt.

Schließlich spielen auch alimentäre Änderungen im Säurebasenhaushalt eine große Rolle in der Therapie *infektiöser Erkrankungen des Harnapparates*, insbesondere der Cystitis und Pyelitis. Eine Umstimmung der Urinreaktion im Sinne einer Säuerung durch saure Kost und medikamentöse Zufuhr von Salmiak oder Phosphorsäure pflegt sehr günstig auf derartige Krankheitszustände einzuwirken, insbesondere ist eine gute Heilwirkung zu erkennen, wenn man mit dieser azidotischen Behandlung eine Urotropinmedikation verbindet. Diese erklärt sich zum Teil schon dadurch, daß bekanntlich das Urotropin im Harn das desinfizierend wirkende Formaldehyd sehr energisch bei saurer Reaktion, viel langsamer bei neutraler Reaktion und gar nicht bei alkalischer Reaktion abspaltet. Ein schneller Wechsel der H-Ionenkonzentration im Urin scheint besonders energisch gegen die eingedrungenen Erreger zu wirken. Wir verfahren schon seit Jahren bei derartigen Kranken so, daß wir je 3 Tage durch 10 g Salmiak pro die säuern, dabei reichlich Urotropin geben und die Flüssigkeitszufuhr stark einschränken, während wir in den nächsten 3 Tagen mit großen Mengen alkalischer Wässer eine Durchspülungswirkung herbeiführen und dabei alle Medikamente weglassen. Bei diesem periodischen Wechsel haben wir durchaus befriedigende Behandlungsresultate.

Bei allen diesen Behandlungsmethoden durch bestimmte Diätformen handelt es sich um etwas grundsätzlich Neues, wenn man sie mit den

Lehren der Physiologen, die sich mit der energetischen Betrachtung der Ernährung befassen, vergleicht. Ganz neue Gesichtspunkte treten zu der Beurteilung des Kaloriengehaltes, der Zusammensetzung nach Eiweiß, Kohlehydraten und Fetten und der Vertretung dieser Stoffe in isodynamen Mengen untereinander in die Diätbehandlung ein. Wenn in irgendeinem Zusammenhang, so ist es hier berechtigt, von einer Wiedergeburt einer Humoralpathologie durch die moderne diätetische Therapie zu sprechen.

Kurz wollen wir noch auf die jüngsten Ergebnisse der *Organtherapie* verweisen, die mit den oben besprochenen diätetischen Maßnahmen das Gemeinsame haben, daß auch sie nicht auf Grund der energetischen Betrachtungsweise im Sinne von VOIT oder RUBNER in ihrer Wirksamkeit erklärt werden können. Wir denken hier an die vor wenigen Jahren noch ungeahnten Erfolge der *Lebertherapie* bei der *perniziösen Anämie*, an den auch oft recht günstigen Einfluß der *Milzbehandlung* auf die *Polyglobulie.* Auch auf die BLUMsche Schutzkost zur Bekämpfung der *Tetanie* möchten wir in diesem Zusammenhang hinweisen. Sie besteht in einer fleischfreien Kost, verbunden mit reichlicher Zufuhr von Milch und Blut, das letztere in Form des Blutpräparates *Hämokrinin.* Wir haben einen ausgezeichneten Erfolg mit dieser Behandlung bei einem schweren Fall von postoperativer parathyreopriver Tetanie beobachtet und beschrieben (HOFF [11]). Wir halten nach diesen Beobachtungen die Annahme von BLUM für richtig, daß es durch Zufuhr von Milch und Blut gelingt, bei der Tetanie das mangelnde Hormon der Epithelkörperchen zuzuführen.

Hiermit sind wir angelangt bei der *Organtherapie* mit Organpräparaten von *Drüsen mit innerer Sekretion,* etwa der Schilddrüse oder der Hoden oder der verschiedenen Anteile der Hypophyse. Wir können auf diese Ernährungsmaßnahmen, die nicht mehr dem Gebiete der unspezifischen Therapie angehören, hier nur kurz hinweisen.

Neuerdings hat BIER den Versuch gemacht, das Gebiet der Organtherapie außerordentlich zu erweitern, indem er den Satz aufstellte: „Ein jedes Organ erhält sich selbst in Form und Tätigkeit durch Hormone, die es bereitet." Hiernach sollen die verschiedensten Organerkrankungen durch Zufuhr einer aus solchen Organen hergestellten Nahrung behandelt werden können. Durch BIERS Assistenten LUETKENS und GEHRKE, ZIMMER und FEHLOW sind derartige Behandlungsversuche bereits bei Leber- und Gallenwegerkrankungen, bei Nervenerkrankungen und bei Morbus Basedow durchgeführt worden, und sie berichten von erstaunlichen Erfolgen. Hier wird es aber nötig sein, zunächst einmal weitere klinische Untersuchungen abzuwarten. Die Vorstellung BIERS von den verschiedenen von jedem Organ besonders gebildeten Hormonen entbehrt vorläufig in der behaupteten Allgemeingültigkeit jeden wissenschaftlichen Beweises. Was die mitgeteilten Heilerfolge angeht, so können wir die Kritik G. KLEMPERERS, welcher auf die vom internistischen Standpunkt unvollkommenen Krankengeschichten in den Arbeiten der Schüler BIERS hinweist und zur klinischen Untersuchung an einem großen Material ermahnt, unterschreiben.

Auf diejenigen Diätformen, welche bei bestimmten *Organerkrankungen*, etwa bei Magengeschwür oder Nierenleiden angewandt werden oder welche bestimmten *Stoffwechselstörungen* wie etwa dem Diabetes oder der Gicht angepaßt sind, können wir hier nicht eingehen. Ihre außerordentlichen Erfolge sind hinreichend bekannt, sie sind meist auf *älteren therapeutischen Grundlagen* entstanden, als die hier beschriebenen neuen Wege der Ernährungsbehandlung.

Wenn wir diesen Abschnitt über die Abwehrvorgänge durch Behandlung mit bestimmten Diätformen überblicken, so müssen wir erkennen, daß die letzten Jahre auf dem Gebiet der Ernährungsbehandlung große Fortschritte gebracht haben, daß aber wohl die Probleme auf diesem Gebiet noch zahlreicher sind, als die schon völlig gesicherten Tatsachen.

VI. Die Abhängigkeit der Reaktionsänderungen von Art und Anwendungsweise sowie von der Menge der unspezifischen Heilmittel.

Bei einem Rückblick über sämtliche bisherigen Abschnitte dieser Arbeit stellen wir noch einmal fest, daß die gesetzmäßige Änderung der vegetativen Regulationsvorgänge, die wir auf S. 11 in einem Schema dargestellt haben, und die nach unserer Darstellung bei den natürlichen Abwehrleistungen des Organismus eine hervorragende Rolle spielt, mit großer Regelmäßigkeit immer wieder bei den verschiedensten Vorgängen sowie bei den verschiedensten Behandlungsmethoden in Erscheinung tritt. Wir haben diese *zweiphasigen gesetzmäßigen Reaktionsänderungen* angetroffen bei physiologischen Zuständen wie Menstruation und Gravidität, starker Muskelarbeit, bei natürlichen Infektionen, bei den verschiedensten Behandlungsmethoden, die man zur Herbeiführung der sog. unspezifischen Umstimmung anwendet, bei der Fieberbehandlung mit künstlich herbeigeführten Infektionskrankheiten und schließlich auch in mancher Hinsicht bei der Behandlung durch saure Kost. Auch bei dem Verlauf der akuten Entzündung haben wir gezeigt, daß mit dem Zunehmen der entzündlichen Erscheinungen Temperaturerhöhung, Leukocytenvermehrung und Azidose zunehmen, und daß diese Erscheinungen ganz entsprechend dem Verhalten dieser Werte im Gesamtorganismus bei akuten Infektionen in der zweiten Phase des Abklingens der Entzündung lokal wieder zurückgehen. Die Heilungsvorgänge, die bei der akuten Entzündung lokal auftreten, haben also eine große Ähnlichkeit mit denjenigen, die bei akuten Infektionen im Gesamtorganismus zustande kommen.

Wenn hieraus hervorzugehen scheint, daß das *Gesetz der zweiphasigen Änderungen der vegetativen Regulationsvorgänge von ganz hervorragender allgemeinbiologischer Bedeutung* ist, so müssen wir uns mit großer Kritik die Frage vorlegen, wie weit tatsächlich eine solche Regelmäßigkeit nachweisbar ist, und unter welchen Umständen *Abweichungen von dieser Regel* zur Beobachtung gelangen.

Diese Frage liegt besonders nahe, wenn man überlegt, daß hier zum erstenmal der Versuch gemacht wird, ein solches Gesetz in so großer Allgemeingültigkeit zu formulieren, obwohl bereits eine sehr umfangreiche Literatur über diese Fragen vorliegt. Einzelne Glieder der von uns angegebenen Gesetzmäßigkeiten haben allerdings von jeher bei einer ganzen Reihe von Forschern eine besondere Beachtung gefunden. Der Zusammenhang zwischen Heilungsvorgängen und Fieber wurde in ähnlicher Weise wie von uns von SAXL, WAGNER-JAUREGG und BIER betont. Auf die Bedeutung des Blutbildes wies besonders O. FISCHER unter dem Schlagwort der „Leukocytosetherapie" hin, und die therapeutische Bedeutung der Änderungen im Säurebasenhaushalt ist von ANDERSEN sowie von SAUERBRUCH und seinen Schülern ausführlich dargestellt worden. Gegen die *Zusammenfassung* der obengenannten drei wichtigen Faktoren oder gegen die Hereinziehung der zahlreichen übrigen vegetativen Regulationsvorgänge, die in unserer Tabelle auf S. 11 und viel weitgehender noch später in dem Schema im Abschnitt XI Erwähnung finden, haben aber offenbar große Schwierigkeiten und Bedenken vorgelegen. Wir erinnern hier besonders an die grundlegenden Untersuchungen von SCHITTENHELM und WEICHARDT, welche bei der Proteinkörperwirkung die Temperaturschwankungen, die Leukocytenveränderungen und die Stickstoffausscheidung studierten, aber hierbei nicht immer einen gleichmäßigen Verlauf der Kurven und damit keine durchgehende Gesetzmäßigkeit finden konnten. Insbesondere für die Wirkung von Eiweiß und Eiweißspaltprodukten bei parenteraler Einverleibung derselben liegen eine ganze Reihe von Beobachtungen vor, die sich zunächst unserer Darstellung der gesetzmäßigen Reaktionsvorgänge *nicht* einordnen. Von mancher Seite wurde eine *Leukopenie* in der ersten Phase nach der Injektion gefunden, der erst an zweiter Stelle eine Leukocytose folgt. Wir denken hierbei etwa an die Untersuchungen von SCHITTENHELM, WEICHARDT und GRIESHAMMER, von LÖHR, LANGE, ANDREWS und GOW. Auch die Fieberzacke zeigte hierbei keine Parallele mit der Leukocytensteigerung, im Gegenteil, es fielen Leukopenie und Fiebergipfel zeitlich zusammen.

Wir fragen uns also: *In welchen Grenzen hat das aufgestellte Gesetz der vegetativen Regulationsänderungen Gültigkeit, und wodurch lassen sich etwaige Abweichungen erklären.*

Daß Abweichungen von der aufgestellten Regel vorkommen, ist schon durch manche Erfahrungen bei akuten Infektionskrankheiten zu belegen. Für die überwiegende Zahl derselben gilt, wie wir oben ausführten, die Regel der gesetzmäßigen Reaktionsfolge der Leukocyten in ihrem parallelen Verlauf mit Temperaturschwankungen und Azidose. Wir wollen uns in unserer Darstellung auf diese nach unserer bisherigen Kenntnis für die Abwehrvorgänge wichtigsten Faktoren, auf Temperatur, Blutbild und Säurebasenhaushalt beschränken. Es ist nun aber bekannt, daß eine ganze Reihe von Infektionen charakteristische Abweichungen von dieser Regel zeigen. Wir sind in unserer Arbeit „Kritik und praktische Bedeutung des Blutbildes" (Erg. Med. 1929, 13) ausführlicher hierauf eingegangen. Wir erinnern hier nur etwa an die Leukopenie auf der Fieberhöhe bei Masern und Typhus, an die Eosinophilie zusammen mit neutrophiler Leukocytose bei Scharlach. Wenn wir bei diesen Ausnahmen vielleicht noch besondere Eigenarten der Infektionserreger und besondere Lokalisationen der Krankheit als Ursache anschuldigen wollten — etwa beim Typhus die von FRÄNKEL beschriebene massenhafte Ansammlung der Bazillen im Knochenmark, beim Scharlach die Hauterscheinungen, die, ähnlich wie bei zahlreichen anderen Hautausschlägen, zur Eosinophilie führen —, so machen der Erklärung die größten Schwierigkeiten diejenigen Krankheitsfälle, in welchen Infektionen, welche sonst regelmäßig die gesetzmäßige Reaktionsfolge der vegetativen Vorgänge zeigen, vereinzelt ganz andere Bilder hervorrufen. Jeder Arzt kennt z. B. Fälle von Pneumonie oder Sepsis, bei denen auf der Höhe der Krankheit trotz hohen Fiebers anstatt einer Leukocytose eine schwere Leukopenie vorhanden ist.

Schon vor 25 Jahren hatte NAEGELI für diese Abweichungen von der Regel die Vermutung geäußert, daß die verschiedene Reaktion des Blutes auf die gleiche Infektion und die Unabhängigkeit derselben von der Fieberhöhe von *quantitativen Verschiedenheiten der einwirkenden Bakterienstoffe* abhinge. Wir sind diesen Fragen in umfangreichen experimentellen Untersuchungen an Menschen, Kaninchen und Hunden nachgegangen, und sind hier zu dem Resultat gekommen, daß in der Tat eine ganz *gesetzmäßige Abhängigkeit* der Änderungen dieser vegetativen Regulationsvorgänge *von der Quantität der einwirkenden Bakterienstoffe* vorliegt. Wir konnten zeigen, daß sowohl die *gesetzmäßige Reaktionsfolge* der Abwehrvorgänge, als auch beliebige *Abweichungen* von derselben, kurz ziemlich alle bei Infektionskrankheiten vorkommenden Fiebertypen und Blutbildänderungen experimentell durch bestimmte Mengen von Bakterienstoffen bei geeigneter Zahl und bestimmten Intervallen der Injektionen hervorgerufen werden können. Aus unseren an anderem Ort (HOFF [12]) ausführlich mitgeteilten Untersuchungen teilen wir hier nur die in diesem Zusammenhang wichtigsten Tatsachen mit.

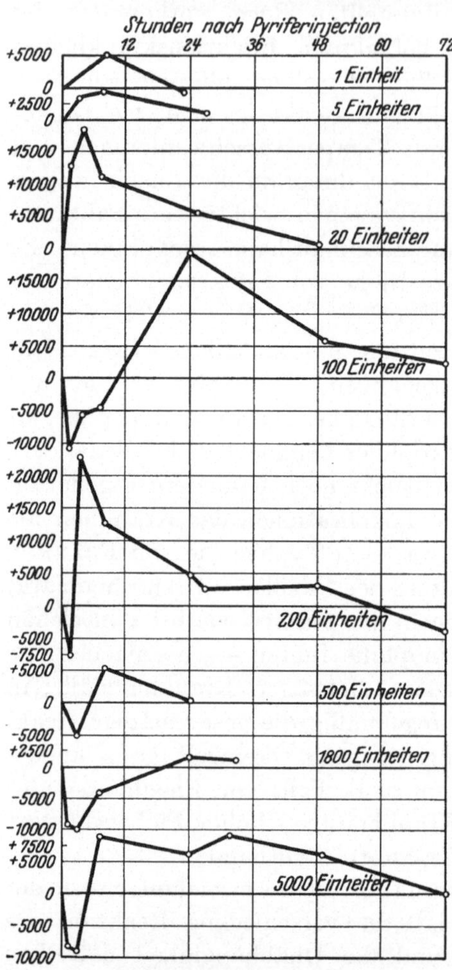

Abb. 6.   Die Abhängigkeit der Leukocytenzahlen von quantitativen Unterschieden der einwirkenden Bakterienstoffe beim Kaninchen.   Nach HOFF: Z. exper. Med. 67.

Wir benutzten zu unseren Untersuchungen das Präparat *Pyrifer* der Firma Rosenberg, welches aus abgetöteten Bakterien gewonnene Stoffe enthält. Die Wahl dieses Präparates wurde dadurch bestimmt, daß hiermit einmal wie gesagt die Änderungen der Körpertemperatur und des Blutbildes hervorgerufen werden können, wie sie bei den verschiedensten Infektionskrankheiten bekannt sind, andererseits spielt das Präparat in der künstlichen Fieberbehandlung, wie oben erwähnt, eine hervorragende Rolle, und wir konnten auf diese Weise auch experimentell Material zur Klärung der Fieberbehandlung gewinnen.

Zunächst ist festzustellen, daß bei einer Dosierung der Bakterienstoffe, wie sie bei der Fieberbehandlung üblich ist, mit großer Regelmäßigkeit die *gesamten gesetzmäßigen Reaktionsveränderungen mit ihren zwei Phasen* herbeigeführt werden. Diese Tatsache wurde bereits oben auf S. 15 mit Abb. 3 belegt.

Im Tierversuch konnten wir weiterhin zeigen, daß bei *Änderung der Dosierung völlig anders verlaufende Kurven* der Temperatur und des Blutbildes zustande kommen. Auf Abb. 6 ist die Abhängigkeit der Leukocytenzahlen von verschieden großen Dosen der Bakterienstoffe dargestellt. Kleine Dosen machen kaum eine Veränderung, größere eine stärkere Leukocytose, noch größere anfangs einen Leukocytenabfall und dann eine Leukocytose; bei relativ sehr großen Dosen kann der Leukocytenabfall überwiegend in Erscheinung treten. Es handelt sich also um ein Verhalten, das den Forderungen des ARNDT-SCHULZschen *Gesetzes* entspricht.

Die *anfängliche Leukopenie* nach unspezifischen Reizstoffen findet hierdurch also ohne weiteres ihre Erklärung. Sie wird bei einer bestimmten Dosierung regelmäßig beobachtet. Auch in unseren früheren Untersuchungen haben wir sie häufig, wenn man in kurzen Abständen nach der Reizwirkung regelmäßig die Leukocyten zählt, als Vorstufe der Leukocytose gefunden. Sie kann verschiedenen Grades sein. Ist sie nach relativ kleinen Dosen geringen Grades, so geht sie ohne Veränderung des qualitativen Blutbildes vor sich, wie es auch von der Proteinkörperwirkung von ANDREWS und Gow berichtet wurde. Man könnte hier also eine Verteilungsleukopenie infolge eines Gefäßreflexes annehmen, wie sie schon infolge leichter Hautreize nach den Untersuchungen von E. F. MÜLLER und nach unseren Untersuchungen gemeinsam mit WALLER (HOFF und WALLER) zur Beobachtung kommt. Ist die Leukopenie aber hohen Grades, so geht sie mit einer Verringerung der myeloischen Zellen und einer relativen Vermehrung der Lymphocyten einher, und wir konnten in unseren Untersuchungen nachweisen, daß es sich hierbei um einen lähmenden Einfluß des Reizkörpers auf das Knochenmark handelt.

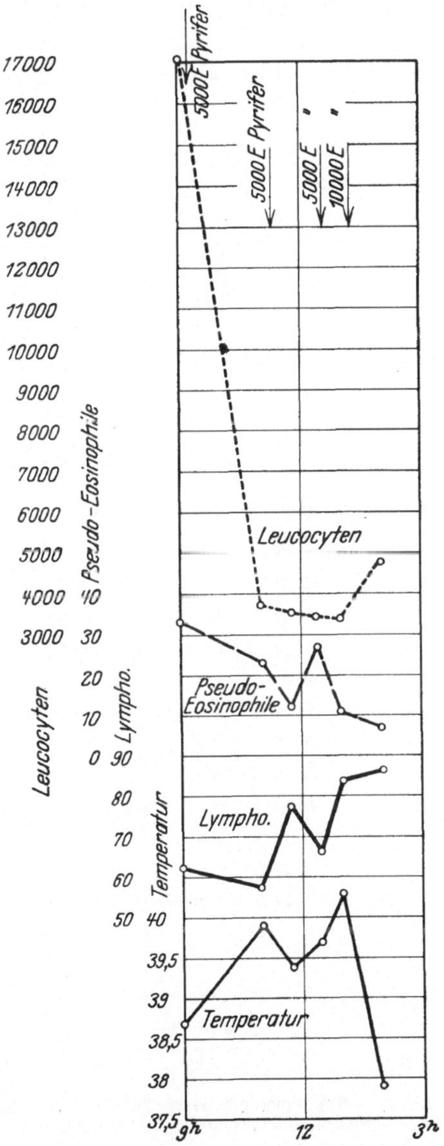

Weiterhin ist zu berichten, daß der Einfluß auf Blutbild und Temperatur außer von der Dosierung auch von der *Häufigkeit der Injektionen* und von den *Intervallen*, in denen sie angewandt werden, abhängig ist.

Abb. 7. Experimentelle Herbeiführung einer Leukopenie durch Injektion von Bakterienstoffen in geeigneter Dosierung und in geeigneten Intervallen. Nach HOFF: Z. exper. Med. 67.

Durch geeignete Anordnung von Dosierung, Zahl der Injektionen und Länge der Intervalle gelang es uns, die verschiedenartigsten Bilder der Fieberkurven und des Blutes nach ganz bestimmten Gesetzen im Experiment herbeizuführen. Auf der einen Seite ließen sich *schwerste Leukopenien mit weitgehendem Schwund der myeloischen Zellen herbeiführen*, wie sie etwa klinisch bei der *Agranulocytose*, bei schweren septischen Leukopenien oder bei den Leukopenien der Grippepneumonie vorkommen. In Abb. 7 ist ein solcher Versuch gezeigt. Auf der anderen Seite konnten *Leukocytosen bis zu 215 000 Zellen*

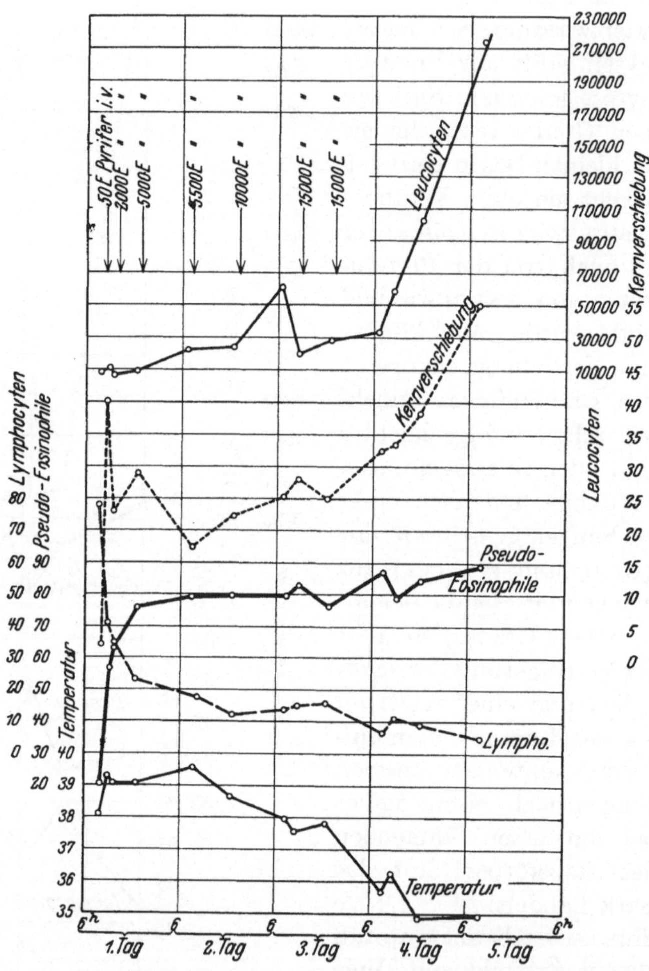

Abb. 8. Experimentelle Herbeiführung einer Leukocytose mit 215000 Zellen durch Injektion von Bakterienstoffen in geeigneter Dosierung und geeigneten Intervallen. Nach HOFF: Z. exper. Med. 67.

erreicht werden, die mit *massenhaftem Auftreten von Myelocyten und Myeloblasten dem klinischen Bild der Leukämie sehr nahe kamen.* Abb. 8 zeigt ein derartiges Beispiel.

Wie wenig der gewohnte Parallelismus zwischen Temperaturkurve und Leukocytenzahl in solchen Fällen noch in Erscheinung tritt, ist aus den Kurven deutlich erkenntlich. Wir lassen noch eine weitere Ab-

bildung folgen, die zeigt, daß es ohne Schwierigkeiten gelingt, das von
SCHITTENHELM und WEICHARDT und anderen Forschern bei Eiweißspaltprodukten gelegentlich gesehene entgegengesetzte Verhalten der
Kurven von Fieber und Leukocytenzahl experimentell herbeizuführen.
Auf Abb. 9 entspricht dem höchsten Fieber eine Leukopenie und dem
tiefsten Temperaturabfall die höchste Leukocytose, so daß im Vergleich
mit der Regel der gesetz-
mäßigen Reaktionsfolge
eine *völlige Umkehrung* vorliegt.

Wir kommen also zu
dem Resultat: *Der gesetzmäßige Ablauf der Abwehr-
vorgänge, die zweiphasige
Änderung der vegetativen
Regulationsvorgänge, kommt
regelmäßig zustande bei einer
ganz bestimmten Dosierung
der Bakterienstoffe.* Durch
Abweichungen von dieser
Dosierung, sowie durch
Wiederholung derselben in
verschiedener Häufigkeit
und in verschiedenen Ab-
ständen sind die *weitgehend-
sten Abweichungen von dieser
Regel nach ganz bestimmten
Gesetzen herbeizuführen.*

Bei natürlichen Infek-
tionen ist die Gesetzmäßigkeit der Abwehrvorgänge

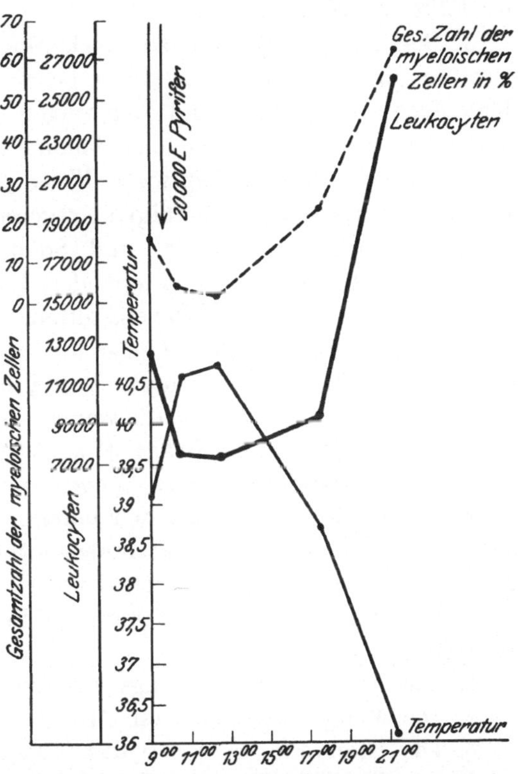

Abb. 9. Entgegengesetzter Verlauf der Fieber- und Leuko-
cytenkurven bei einer großen Dosis von Bakterienstoffen.

als *Regel* festzustellen. Abweichungen von der Regel sind mit Wahr-
scheinlichkeit auch hier von der Quantität der einwirkenden Bakterienstoffe abhängig. Für die vielerlei Parallelen, die hier zwischen klinischen
Beobachtungen und unseren experimentellen Ergebnissen gezogen werden können, verweisen wir auf unsere ausführlichen experimentellen
Arbeiten.

Es liegt uns also nichts ferner, als die Abweichungen von der von uns
aufgestellten Regel zu leugnen. In unseren eigenen Untersuchungen
haben wir diese Abweichungen oft genug gesehen, und wir haben versucht, eine Erklärung für sie zu geben. Wenn wir es trotzdem für
richtig halten, die von uns *aufgestellte Gesetzmäßigkeit der zweiphasigen
Abwehrreaktionen als Regel von weitgehender Bedeutung hinzustellen*, und

diese *Abweichungen nur als Ausnahme von dieser Regel* zu bezeichnen, so glauben wir hierfür zwei schwerwiegende Gründe anführen zu können:

1. Bei zahlreichen physiologischen und pathologischen Zuständen, etwa bei Menstruation und Gravidität, bei Muskelarbeit und Diabetesazidose, bei kurzdauernden spontanen Fiebererkrankungen und bei künstlichen Infektionen ist die *Regel in der durchaus überwiegenden Zahl der Fälle zu erkennen.*

2. Bei der therapeutischen Herbeiführung der gesetzmäßigen unspezifischen Abwehrvorgänge durch besondere Reizmittel ist gerade bei denjenigen Reizstoffen und denjenigen Dosierungen derselben eine *Heilwirkung* zu beobachten, bei denen die *gesetzmäßige Reaktionsfolge der Abwehrvorgänge in typischer Weise zustande kommt.* Wir haben gezeigt, daß diese Gesetzmäßigkeit regelmäßig zu beobachten ist z. B. bei der künstlichen Malaria- und Sodokuinfektion, bei der Fieberbehandlung mit Pyrifer, mit lebenden Erregern oder mit Tuberkulin, bei der Einspritzung von Eiweißstoffen, Nucleinsäure und zahlreichen anderen Reizstoffen. *Es ist also die beschriebene zweiphasige Gesetzmäßigkeit nicht nur bei spontanen physiologischen und pathologischen Vorgängen mit großer Regelmäßigkeit zu erkennen, sondern auch bei einer sehr großen Zahl der künstlichen Methoden, die zur Auslösung der natürlichen Abwehrvorgänge oder zu deren Unterstützung dienen.*

Wir wiederholen hier, was wir bereits oben auseinandersetzten: Um mit den verschiedensten Behandlungsmethoden, welche an sich geeignet sind, den Ablauf der Abwehrreaktionen auszulösen, einen optimalen therapeutischen Erfolg zu erreichen, sind folgende Faktoren der Methodik zu berücksichtigen:

1. Die Art und Anwendungsweise des benutzten Mittels.
2. Die Menge des benutzten Mittels.
3. Die Intervalle, in denen das Mittel angewandt wird.
4. Die Reaktionslage des Organismus.
5. Die speziellen Indikationen, die durch die Eigenart der vorliegenden Krankheit gegeben sind.

Was zunächst die Art des benutzten Mittels angeht, so ist festzustellen, daß die verschiedensten Stoffe bei geeigneter Dosierung, wie wir oben in Abschn. IV ausführten, an sich in der Lage sind, die gesetzmäßigen Abwehrvorgänge auszulösen. Sie zeigen aber bei dieser Wirkung je nach ihrer Herkunft *große Unterschiede der Intensität.* Welche Unterschiede allein bei den verschiedenen Eiweißabbauprodukten vorkommen, haben SCHITTENHELM und WEICHARDT gezeigt. Für die Heilwirkung auf die quartäre Syphilis wurde von WAGNER-JAUREGG und ebenso von KIHN eine Reihe der Wirksamkeit aufgestellt, die eng mit der Stärke der Einwirkung auf Fieber, Leukocytose usw. zusammenhängt. Sie sprachen die geringste Wirkung Stoffen von nicht bakterieller

Natur, wie Natrium nucleinicum, Albumosen und Milch zu, eine stärkere Wirkung soll den Abkömmlingen von Mikroorganismen zukommen, unter denen das Tuberkulin eine besonders günstige Beurteilung findet. Am besten wirken Impfungen mit vollvirulenten Erregern wie Malaria, Rekurrens und Sodoku. In jüngster Zeit ist die Frage akut geworden, ob die neuen Bakterienpräparate, wie etwa das Pyrifer, die Konkurrenz mit den vollvirulenten Erregern aushalten. Wir werden auf diesen Punkt noch zurückkommen.

Was die *Anwendungsweise* angeht, so kann man die *Reihe: subkutan, intramuskulär und intravenös* aufstellen, in der die subkutane Einspritzung die geringste und am wenigsten stürmische Reaktion, die intravenöse dagegen die stärkste bei gleichen Dosen ausübt. Wenn man lebende Erreger einspritzt, wie SCHLAYER es beschrieben hat, oder auch *Pyrifer*, so bleibt bei einer Dosierung, welche bei intravenöser Anwendung stärkste Reaktionen herbeiführt, die Reaktion aus, wenn man versehentlich paravenös spritzt. Ob nun bei der vorliegenden Krankheit eine starke und stürmische oder eine geringe und längerdauernde Wirkung zweckmäßig ist, wird in jedem Fall zu überlegen und für manche Fälle noch später von uns zu besprechen sein.

Wie sehr die *Menge* des benutzten Mittels die Wirkung bestimmt, wurde oben in dem Beispiel des Pyrifer an den Kurven 6—9 gezeigt.

Auch die Bedeutung der *Intervalle* wurde hier bereits kurz gewürdigt. Auf diesen Punkt und ebenfalls auf die Reaktionslage des Organismus und auf die speziellen Indikationen werden wir aber noch in den folgenden Kapiteln eingehend zurückkommen.

VII. Die Bedeutung der Intervalle bei der unspezifischen Behandlung.

Im vorigen Abschnitt ist bereits am Beispiel der Blutveränderungen, die durch Bakterienstoffe herbeigeführt werden können, gezeigt worden, daß außer der *Menge* des injizierten Stoffes und der *Häufigkeit* der Injektion auch die *Intervalle*, in denen die Einspritzungen erfolgen, von großer Bedeutung sind. Allein dadurch, daß man diese drei wichtigen Faktoren in geeigneter Weise kombiniert, gelingt es im Experiment willkürlich so entgegengesetzte Blutveränderungen, wie etwa einen agranulocytoseähnlichen Symptomenkomplex und ein leukämieähnliches Blutbild herbeizuführen. Die richtige Wahl der Intervalle spielt nun auch bei der praktischen Durchführung der unspezifischen Therapie eine ganz hervorragende Rolle. Es ist das besondere Verdienst von KÖNIGER, auf die ganz verschiedene Wirkung der unspezifischen Heilmittel bei verschieden langen Intervallen hingewiesen zu haben. Er betonte, daß durch jede Anwendung eines unspezifischen Heilmittels eine Änderung der Reaktionslage des Organismus herbeigeführt wird, und daß damit, wenn eine wiederholte Anwendung des unspezifischen Heilmittels nach einem kurzen Intervall vorgenommen wird, die neue therapeutische Maßnahme auf einen in seiner Reaktionslage geänderten Organismus trifft, so daß sie anders wirkt, als der erste therapeutische Eingriff. Die planmäßige Ausnutzung der durch vorhergehende therapeutische Maßnahmen veränderten Reaktionslage des Organismus bei folgenden therapeutischen Eingriffen, wie sie bei kurzen Intervallen von Stunden bis zu wenigen Tagen zustande kommt, bezeichnete er als *kontinuierliche Behandlung*; wenn dagegen zwischen den einzelnen therapeutischen Eingriffen längere Zeiträume von einer oder mehreren Wochen verstreichen, so kommt jeder einzelne therapeutische Eingriff weitgehend selbständig und unabhängig von den früheren Eingriffen zur Wirksamkeit. Königer sprach von *intermittierender unspezifischer Behandlung*.

Die eben angeführten Regeln sind zum großen Teil aus klinisch schwer deutbaren Allgemeinerscheinungen, die am Krankenbett beobachtet wurden, erschlossen worden. Eine exakte experimentelle Grundlage für diese praktisch zweifellos hervorragend wichtige Lehre von der Bedeutung der Intervalle wurde bisher nur unvollkommen geschaffen.

Wir erinnern hier z. B. auch an den Begriff der *Schwellenreiztherapie* im Sinne von Zimmer (vgl. Abschnitt XII), der forderte, daß man nach unspezifischen Reizen die Reaktion des Organismus klinisch beobachten und dann die Wiederholung des Reizes und seine Dosierung von der Stärke der vorigen Reaktion abhängig machen solle. Die richtige Bemessung der Reizschwelle stellte hierbei an die therapeutische Erfahrung des Arztes hohe Anforderungen, so daß hier besonders oft die Ansicht laut wurde, derartige therapeutische Maßnahmen könnten weniger durch feste Regeln als durch ärztliche Kunst beherrscht werden. Die Schaffung von experimentellen Grundlagen und die Erforschung der Regeln, welche für die verschiedenen Intervalle in ihrem Einfluß auf die therapeutische Wirkung gelten, erscheint uns als eine besonders dringende Aufgabe der therapeutischen Wissenschaft. Hier ist noch ein großes Arbeitsfeld unbestellt und lediglich an einigen Punkten können wir eigene Beiträge liefern.

Die große Schwierigkeit liegt darin, daß schon primär die *verschiedenen Organismen für die gleichen Reize offenbar eine verschiedene Reaktionsfähigkeit* aufbringen. Schittenhelm hat schon vor Jahren auf diese Tatsache hingewiesen und diese Unterschiede als Eigenarten der *Konstitution* bezeichnet. Wir werden im nächsten Abschnitt ausführlicher auf die wichtige Frage der *Reaktionslage des Organismus* eingehen. Hier soll zunächst die Abhängigkeit der Reaktionen auf unspezifische Reize von der Größe der Intervalle bei *dem gleichen Individuum* untersucht werden.

Zunächst ist es schon längere Zeit bekannt, daß bei *kürzeren Intervallen* von einem bis zu drei Tagen eine *zunehmende Resistenzsteigerung* des Organismus gegen den gleichen unspezifischen Reiz zustande kommt, so daß bei jeder Wiederholung etwa der parenteralen Einspritzung des unspezifischen Heilmittels die *Dosis gesteigert* werden muß, wenn eine ebenso starke Reaktion hervorgerufen werden soll, wie durch die vorhergehende Einspritzung. Dieses Gesetz wurde schon vor Jahren durch von Groer beschrieben, der Untersuchungen mit Eiweißstoffen anstellte, die er aus Typhuskulturen hergestellt hatte. Er zeigte, daß beim Gesunden durch jede Injektion eine Resistenz des Organismus gegen diesen Giftstoff herbeigeführt wird, so daß bei Wiederholung der Einspritzungen die Dosen immer gesteigert werden müssen, und daß schließlich trotz Steigerung der Dosierungen die Reaktion allmählich immer schwächer wird. Wir wissen, daß auch bei zahlreichen anderen unspezifischen Reizstoffen, wenn sie in kürzeren Intervallen angewandt werden, eine allmähliche Steigerung der Injektionsmenge erforderlich ist. Wir verweisen etwa auf die üblichen Dosierungsvorschriften so verschiedener Stoffe, wie etwa Yatren, Sanarthrit, Milch, Sufrogel usw.

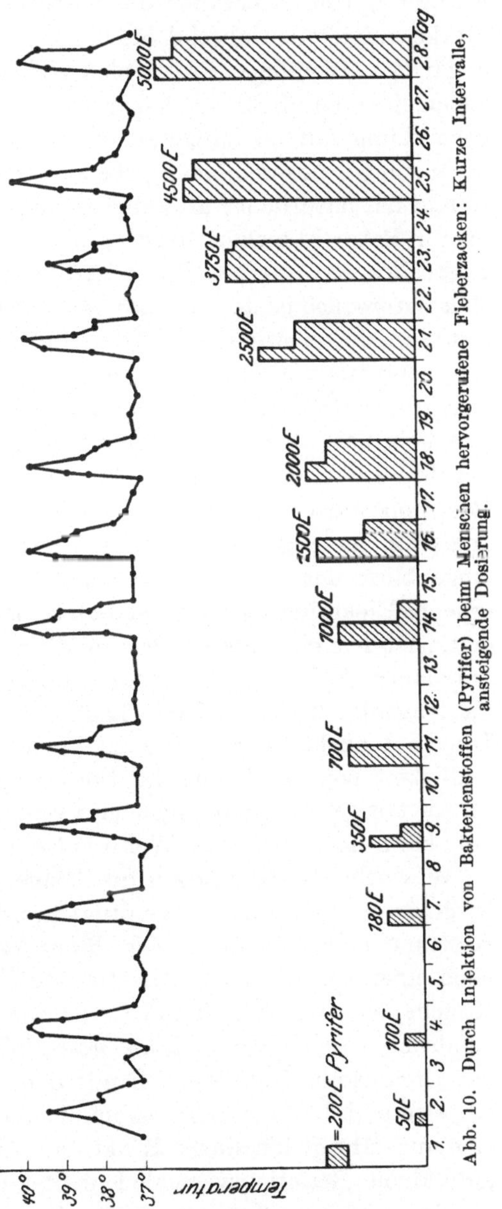

Abb. 10. Durch Injektion von Bakterienstoffen (Pyrifer) beim Menschen hervorgerufene Fieberzacken: Kurze Intervalle, ansteigende Dosierung.

Diese Tatsache, daß durch vorhergehende Einspritzungen eine ganz gesetzmäßige *Resistenzsteigerung* des Organismus gegen spätere Einspritzungen zustande kommt, kann ich vielleicht am deutlichsten am Beispiel der Fiebertherapie mit *Pyrifer* zeigen, da wir es hier mit einem gut dosierbaren Mittel zu tun haben. In Abb. 10 ist ein solches Beispiel der kontinuierlichen Pyriferbehandlung beim Menschen mit kurzen Intervallen zur Darstellung gebracht. Es ist zu erkennen, daß bei zwei- bis dreitägigen Intervallen die Fieberbewegungen ungefähr in gleicher Stärke auftreten, während die eingespritzte Menge der Bakterienstoffe in ganz gesetzmäßiger Progression von 50—5000 Einheiten ansteigt. Im allgemeinen empfiehlt es sich, beim erwachsenen Menschen die Pyriferbehandlung mit 50 Einheiten intravenös zu beginnen.

Wenn wir unsere oben gegebene Schilderung über den gesetzmäßigen Ablauf der natürlichen Abwehrvorgänge bei der unspezifischen Behandlung in Betracht ziehen, so ist zu erkennen, daß *bei den eben besprochenen Intervallen von wenigen Tagen im allgemeinen der zweiphasige Ablauf der Abwehrvorgänge gerade ziemlich bis zu Ende abgelaufen ist*, wenn die folgende Injektion stattfindet. Über die *kürzeren Intervalle* etwa von einem Tag oder nur von einigen Stunden ist bisher nur wenig bekannt. Auf Grund unserer Untersuchungen können wir lediglich sagen, daß es den Anschein hat, als ob wenigstens was die Veränderungen des Blutbildes angeht, durch eine erneute Einspritzung immer diejenige Phase der Reaktionsänderungen verstärkt wird, die gerade zur Zeit der neuen Injektion im Organismus nachweisbar ist. Das heißt: Wenn man im Augenblick der höchsten Leukocytose einspritzt, so kann durch die erneute Einspritzung die Leukocytose noch gesteigert werden, allerdings erst, nachdem eine unmittelbar auf die folgende Einspritzung eintretende kurzdauernde Leukocytensenkung überwunden ist. Wenn man dagegen im Augenblick der tiefsten Leukopenie einspritzt, so gelingt es, die Leukocytenzahl noch weiter zu senken. Inwiefern aber diese Gesetzmäßigkeit von der Größe der Dosierung abhängig ist und ob sie auch für die übrigen Erscheinungen der zweiphasigen Reaktionsveränderungen gilt, kann noch in keiner Weise entschieden werden.

Wesentlich anders liegen die Dinge, wenn unspezifische Heilmittel in *größeren Intervallen* angewandt werden, wenn also im Sinne von KÖNIGER eine *intermittierende Behandlung* durchgeführt wird. Wenn nach einer Einspritzung eines Reizstoffes eine Woche oder länger verstreicht, so wird man bei der erneuten Injektion im allgemeinen den Eindruck haben, als ob *keine wesentliche Änderung der Reaktionslage* des Organismus im Vergleich mit dem Zustand vor der Einspritzung eingetreten ist. Jedenfalls bekommt man häufig durch die gleiche Dosis eine ungefähr gleich starke Reaktion. Aber gerade hier spielen offenbar individuelle Reaktionsverschiedenheiten eine hervorragende Rolle, so daß es schwer ist, ein allgemeingültiges Gesetz zu erkennen und aufzustellen.

Sehr beachtenswerte Untersuchungen über die Reaktionsänderung des Organismus bei Einschaltung längerer Intervalle sind in jüngster Zeit von STETTNER (2) gemacht worden. Wir halten seine Ergebnisse für so wichtig, daß wir ausführlich darauf eingehen werden. STETTNER ging aus von unseren Untersuchungen über die Wirkung des Bakterienpräparates Pyrifer beim Menschen und spritzte diesen Stoff einer Reihe von Kindern im Alter von 7—16 Jahren ein. Er konnte hierbei zunächst bestätigen, daß im unmittelbaren Anschluß an die Einspritzung die von uns beschriebene gesetzmäßige Reaktionsfolge des weißen Blutbildes im Parallelismus mit der Temperatursteigerung auftrat. STETTNER machte nun aber die folgenden Injektionen nicht immer am dritten Tag, wie wir, die wir hiermit die Malariakurve des Fiebers und des Blutbildes nachahmen konnten, sondern jeweilig erst am elften Tag. Er konnte hierbei feststellen, daß bei den erneuten Injektionen keine Steigerung der Pyrifermenge erforderlich war, wie bei unseren kurzen Intervallen, daß im Gegenteil selbst bei gleichbleibender Dosis Fieber und Leukocytose bei der Reinjektion eher höher war, als bei der ersten Injektion. Die Verstärkung der Leukocytensteigerung geht aus der beigegebenen Tabelle nach STETTNER hervor.

Stärke der Leukocytose bei zwei aufeinander folgenden Pyriferinjektionen mit gleicher Dosis in einem Intervall von elf Tagen nach STETTNER.

	Nach 1. Injektion %	Nach 2. Injektion %
Fall 1 . .	+ 12	+ 67
„ 2 . .	+ 35	+ 99
„ 3 . .	+ 78	+ 211
„ 4 . .	+ 11	+ 66

Herr Professor STETTNER war so freundlich, mir seine Versuchsergebnisse zur Verfügung zu stellen. So kann ich in Abb. 11 ein Beispiel für die Bakterienstoffwirkung bei gleichen Dosen in größeren Intervallen nach STETTNER geben. In diesem Fall ist die Steigerung der Reaktionen nach erneuten Einspritzungen nicht sehr deutlich erkennbar, in anderen Fällen dagegen sehr deutlich. Es muß also eine Reaktionssteigerung des Organismus, eine *Sensibilisierung* gegen die Bakterienstoffe angenommen werden.

Wir haben demnach die grundsätzlich wichtige Feststellung zu machen: *Bei kurzen Intervallen von 2—3 Tagen kommt es zu einer Resistenzsteigerung des Organismus gegen die einwirkenden Fremdstoffe, so daß zur Erzielung gleich starker Reaktionen eine zunehmende Steigerung der Dosierung erforderlich ist* (Abb. 10). *Bei Intervallen von 11 Tagen kommt es dagegen zu einer Sensibilisierung des Organismus, so daß bei Reinjektion gleich große Dosen gesteigerte Reaktionen machen können.*

STETTNER fand aber noch eine andere außerordentlich interessante Gesetzmäßigkeit. Wenn er nach der Einspritzung von Pyrifer während der 11 Tage, die bis zur folgenden Injektion verstrichen, regelmäßig das Blut untersuchte, so zeigte sich, daß die Schwankungen des Blutbildes nicht mit dem Abfall der Leukocyten im Anschluß an den Fieberabfall ihr Ende erreicht hatten, sondern daß völlig spontan nach dem Abfall der Leukocyten am sechsten Tag ohne erneuten Fieberanstieg *ein zweiter Leukocytenanstieg* erfolgte, der am siebenten bis neunten Tag seinen Höhepunkt erreichte, um erst am zehnten Tag wieder abzufallen. Auch

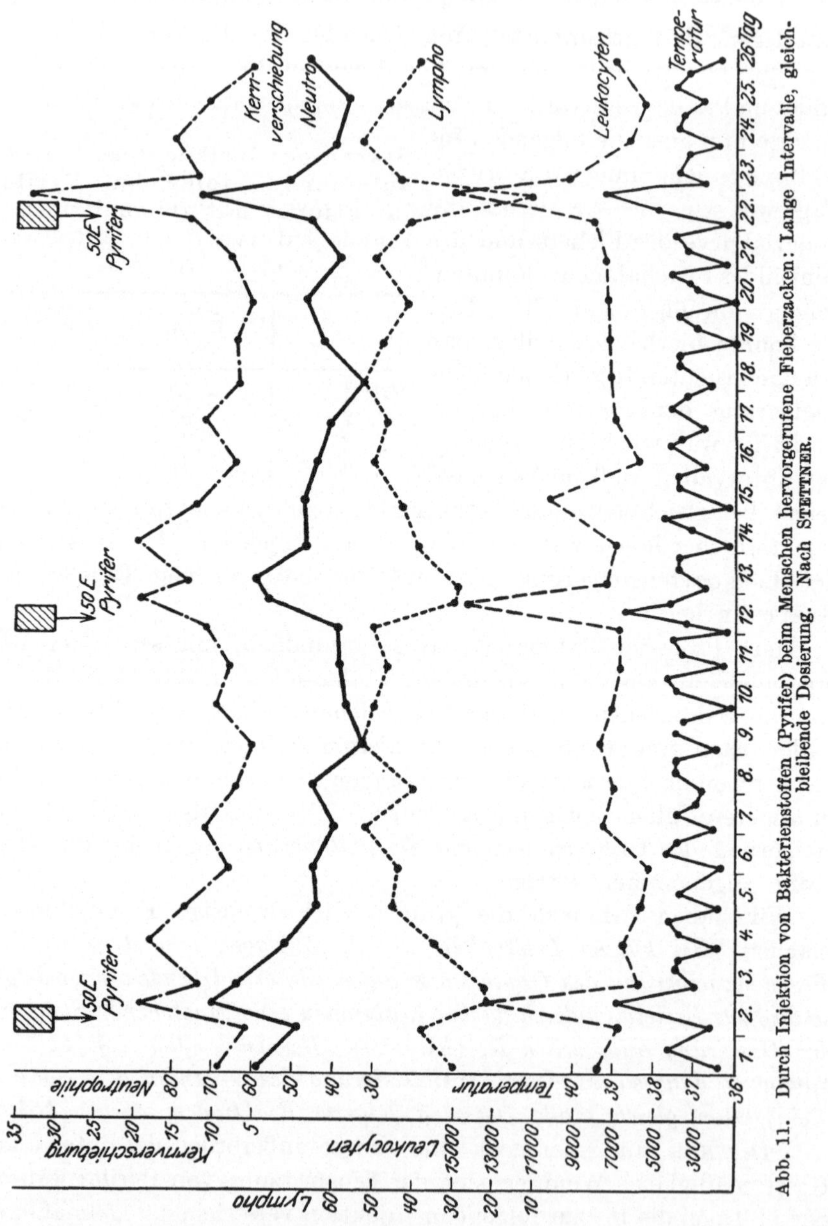

Abb. 11. Durch Injektion von Bakterienstoffen (Pyrifer) beim Menschen hervorgerufene Fieberzacken: Lange Intervalle, gleichbleibende Dosierung. Nach STETTNER.

dieser zweite Leukocytenanstieg zeigte eine ausgesprochene myeloische Linksverschiebung. Es handelt sich also nach STETTNER um eine *zweimalige Reaktion* des Blutes mit zweimaligem Leukocytenanstieg und Abfall *innerhalb von 10 Tagen*, die von dem Autor als „*Dekade*" bezeichnet werden. Sehr bemerkenswert ist es nun, daß nach der Darstellung des Autors ein derartiger Reaktionsablauf im Rhythmus der Dekade auch sonst bei natürlichem Verlauf von Änderungen der Reaktionslage des Organismus eine hervorragende Rolle spielt. Stettner weist daraufhin, daß z. B. etwa 10 Tage nach der Seruminjektion die Serumkrankheit aufzutreten pflegt, daß etwa ebenso viele Tage nach der Nirvanoldarreichung das Nirvanolexanthem entsteht, daß auch die Masern eine gleich lange Inkubationszeit aufweisen Daß in der Tat ein solcher rhythmischer Ablauf der Reaktionsänderungen des Organismus mit dem Maßstabe der Dekade auch sonst im Körper eine große Rolle spielt, wird aus der Bedeutung eines Intervalles von zweimal 10 Tagen für den Ausbruch der Nirvanolspätsymptome sowie für die Inkubation von Varizellen, Mumps, Dreitagefieber usw. hergeleitet.

Ganz besonders merkwürdig ist es, daß Stettner nach Pyrifer ebenfalls *im Rhythmus einer Dekade* auch das Auftreten von *Herpes labialis* beobachten konnte, und zwar jeweilig inmitten der Dekade im Tal zwischen der ersten und zweiten Leukocytensteigerung.

Wir sehen also, daß die Untersuchungen der Blutveränderungen nach Pyrifereinspritzungen außerordentlich bemerkenswerte Ergebnisse für unsere Kenntnisse des *rhythmischen Ablaufes der Abwehrvorgänge* im Organismus gezeitigt haben: Einmal haben wir hierbei in unseren eigenen Untersuchungen die gesetzmäßige Reaktionsfolge der Leukocyten des Blutbildes bei Einspritzungen in kurzen Intervallen nachweisen können, andererseits hat Stettner durch Erweiterung der Untersuchungen mit neuer Versuchsanordnung hierdurch den Begriff der Reaktionsdekade gefunden. Dieser letztere Befund wird, da er nur an einer kleineren Zahl von Kranken erhoben ist, noch weiterer Nachprüfung bedürfen, vor allem auch die weitgehenden Schlüsse, die Stettner für die Bedeutung dieser Dekade bei zahlreichen Krankheitszuständen zieht. Es scheint uns aber ohne Zweifel, daß schon die jetzigen Ergebnisse ein großes theoretisches Interesse verdienen. Die hervorragende Bedeutung der *Intervalle* für die Wirkung der unspezifischen Behandlung geht jedenfalls eindeutig aus diesen Untersuchungen hervor.

Bei unserer Schilderung des Einflusses der Intervalle auf die Wirkung der unspezifischen Therapie sind wir zu der Erkenntnis gekommen, daß durch die unspezifischen therapeutischen Maßnahmen *Änderungen in der Reaktionslage des Organismus* auftreten, welche *von der Länge der Intervalle abhängig* sind. Das hierdurch gewonnene Ergebnis, daß für die Wirkung einer therapeutischen Maßnahme auch die *Reaktionslage* des Organismus von entscheidender Bedeutung ist, halten wir für so wichtig, daß wir diese Bedeutung der Reaktionslage des Körpers noch in einem besonderen Kapitel ausführlicher besprechen werden.

VIII. Die Bedeutung der Reaktionslage des Organismus für die Therapie.

Wir haben erkannt, daß es *durch unspezifische Heilmittel möglich ist, die Reaktionslage des Organismus zu ändern,* und daß die Wirkung der gleichen Heilmittel ganz verschieden ausfallen kann, je nachdem wie gerade die Reaktionslage des Organismus eingestellt ist. Es ist zu betonen, daß die *Reaktionsfähigkeit der verschiedenen Organismen ein grundlegender Faktor jeder Therapie* ist, der bei jeder Heilmaßnahme in Rechnung gestellt werden müßte, der aber leider bisher nur sehr unvollkommen erforscht ist. Zweifellos hängt der therapeutische Erfolg oder Mißerfolg jeder Behandlungsmethode nicht nur von den Mengen und den *Eigenschaften der angewandten Heilmittel* ab, sondern auch von den *Eigenarten des Organismus,* bei dem dieses Heilmittel angewandt wird. Die Wissenschaft der Therapie und der Pharmakologie hat bisher ganz überwiegend das Studium der *Eigenschaften der Heilmittel* und ihrer *Dosierung* gepflegt. Wir führten bereits an anderem Orte aus: „Wir kennen von zahlreichen Medikamenten genau ihre chemische Konstitution und ihre pharmakologischen Eigenschaften, die physikalischen Gesetze der therapeutisch wirksamen Strahlen sind eingehend erforscht und in unseren Lehrbüchern ist zahlenmäßig genau angegeben, wieviel Gramm oder Milligramm der Medikamente gegeben werden sollen. Eine hochentwickelte Meßtechnik der in der Heilkunde benutzten Strahlen ermöglicht eine genaue Dosierung derselben.

Gegenüber den weitgehenden, in endlosen Einzeluntersuchungen aufgebauten Regeln über die Eigenschaften und die Dosierung der verschiedenen Heilmittel ist *unsere Kenntnis über den anderen grundlegenden Faktor der Therapie,* über die *Reaktionsfähigkeit* der verschiedenen Organismen, noch *sehr gering.* Man begügt sich im allgemeinen mit der Feststellung, daß hier ‚Konstitutionsunterschiede‘ vorkommen, daß die Reaktionsfähigkeit ‚individuell verschieden‘ sei, und stellt es als eine besondere Aufgabe ärztlicher Erfahrung und ärztlicher Kunst dar, Auswahl und Dosierung der Heilmittel diesen individuellen Beschaffenheiten anzupassen.“

Planmäßige experimentelle Untersuchungen, welche versuchen, Gesetzmäßigkeiten innerhalb der Verschiedenheit der individuellen Reaktionsfähigkeit aufzudecken und ihre Ursache zu erkennen, liegen bisher nur wenig vor.

Immerhin ist die Tatsache bekannt, daß schon beim *gleichen Individuum* erhebliche *Schwankungen in der Reaktionsfähigkeit* sogar unter *physiologischen Umständen* vorkommen können. So konnte KÖNIGER zeigen, daß charakteristische *Tagesschwankungen* der Resistenz gegen unspezifische Heilmittel vorhanden sind. Morgens soll im allgemeinen

der Organismus gegen solche Reize widerstandsfähiger sein als abends.
KÖNIGERS Schülerin LANWER DE HAAN konnte in experimentellen
Untersuchungen zeigen, daß auch die Empfindlichkeit gegen Adrenalin,
gemessen an Pulszahl, Blutdruck und Gesamtleukocytenzahl bei den
gleichen Individuen morgens anders ist als abends. Die Änderung der
Reaktionsfähigkeit gegen entzündliche Reize sowie gegenüber Infektionskrankheiten in Abhängigkeit von den physiologischen Veränderungen
der Gravidität und der Menstruation ist ebenfalls bekannt und bereits
in früheren Abschnitten ausführlich auseinandergesetzt worden.

Sehr viel stärker sind die Veränderungen der Reaktionslage des
Organismus eines Individuums in Tagen der *Krankheit*. Wir verweisen
etwa darauf, daß antipyretische Mittel auf krankhaft erhöhte Tempera-
turen ganz anders einwirken, als auf die normale Körperwärme. Daß
auch unspezifische Reize beim Fiebernden wesentlich anders wirken als
beim Normalen, wurde schon von SAXL im Jahre 1916 betont. Er be-
schrieb bei seinen Untersuchungen über die Milcheinspritzungen, daß
Fiebernde im allgemeinen einen labileren Reaktionstyp zeigen als Normale, insofern sie nach Milcheinspritzung im allgemeinen mit einer
Temperatursteigerung von $1—2^1/_2{}^0$ reagieren, während im Vergleich
dazu Normale und bemerkenswerterweise auch Tuberkulöse einen
stabilen Reaktionstyp darstellen, welcher nur mit einer Temperatursteigerung von $^1/_2—1^0$ reagiert. KREHL und MATTHES fanden dagegen
schon 1897, daß tuberkulöse Tiere nach Injektion von Eiweißspaltprodukten stärkeres Fieber als tuberkulosefreie Tiere bekommen.
SCHMIDT und KAZNELSON glaubten sogar, die verschiedenen Menschen
je nach ihrem Verhalten gegenüber der Injektion der gleichen Menge
Milch in drei Reaktionstypen einteilen zu können. Bei der ersten Gruppe
erreicht die Temperatur nur 37^0, in der zweiten Gruppe Werte zwischen
$37—38^0$, in der dritten Gruppe über 38^0.

Auf die *spezifischen Änderungen der Reaktionslage des Organismus*,
die wir etwa mit den Begriffen: Spezifische Immunität oder spezifische
Allergie, Idiosynkrasie und Anaphylaxie umschreiben, soll in diesem
Zusammenhang, der im wesentlichen von den unspezifischen Abwehrvorgängen im Körper ausgeht, *nicht eingegangen werden*. Erwähnt soll
wegen der praktischen Bedeutung nur werden, daß bei Proteininjektionen
in größeren Intervallen Anaphylaxie auftreten kann, die streng spezifisch
nur gegen den zuerst injizierten Eiweißkörper gerichtet ist. Eiweißzerfallsprodukte von WITTE-Pepton an sind nach MATTHES nicht mehr
imstande, Anaphylaxie zu erzeugen.

Wenn die Tatsache, daß die Reaktionslage des Organismus für die
Wirkung einer therapeutischen Maßnahme von Wichtigkeit ist, und daß
der Ausfall der therapeutischen Wirkung in entscheidender Weise von
dieser Reaktionslage abhängt, auch ziemlich allgemein bekannt ist,

so sind die *Gesetzmäßigkeiten*, die für diese Unterschiede von Bedeutung sind, *nur sehr unvollkommen bekannt*, und die hier unbedingt erforderlichen planmäßigen experimentellen Untersuchungen sind vorerst nur in den ersten Ansätzen zu erkennen.

Immerhin sind einige Regeln, welche gesetzmäßige Reaktionsänderungen gegenüber dem gleichen therapeutischen Eingriff oder einem gleichen lokalen Reiz (Entzündung) betreffen, zu erkennen. Wir verweisen auf unsere oben gegebene Darstellung, daß gleiche Entzündungsreize in verschiedener Weise wirken, je nachdem durch die Ernährung eine Azidose herbeigeführt wird oder nicht (LUITHLEN, ANDERSEN, SAUERBRUCH). Ferner haben wir durch die Untersuchungen von ABDERHALDEN und WERTHEIMER erfahren, daß *Änderungen im Säurebasenhaushalt auch die Wirkung der vegetativen Gifte zu ändern vermögen.* Diese Forscher zeigten im Tierversuch, daß bei künstlich herbeigeführter *Azidose* Adrenalin sehr stark und Insulin sehr gering wirkt, daß dagegen bei künstlich herbeigeführter *Alkalose* gleiche Mengen Adrenalin sehr gering und Insulin sehr stark auf den Blutzucker einwirken.

Wir haben den Versuch gemacht, durch *experimentelle Änderung der Reaktionslage* des Organismus in die Gesetzmäßigkeiten dieses wichtigen Faktors der Therapie weiter einzudringen und wir gehen auf diese unsere Versuche, wenn sie zunächst auch etwas abliegend erscheinen mögen, deswegen hier ein, weil sie vielleicht den Weg zeigen, auf dem man hier weiter kommen kann, und weil Parallelen mit der Wirkung unspezifischer Reize, wie sie in dieser Arbeit besprochen werden, vorhanden sind.

Gemeinsam mit SPÄTH, einem Schüler HOLFELDERS, untersuchte *ich* zunächst, ob eine Änderung der *Strahlenempfindlichkeit* des Organismus durch alimentäre Umstimmung des Säurebasenhaushaltes herbeigeführt werden kann. Wir wissen ja, daß bei der Strahlenwirkung außer der lokalen Wirkung auch eine allgemeine Wirkung zustande kommt, welche enge Parallelen zu den Reaktionen infolge unspezifischer Behandlung aufweist. So konnte von KROETZ (5) nach Bestrahlungen ähnlich wie bei der Proteinkörpertherapie eine zweiphasige Schwankung im Säurebasenhaushalt, und zwar zunächst eine Azidose und darauf folgend eine Alkalose festgestellt werden, auch kommen ähnliche Blutbildveränderungen wie bei den unspezifischen Heilmitteln zustande. Wir gingen aus technischen Gründen von der Untersuchung der Wirkung der *ultravioletten Strahlen* aus; Untersuchungen mit Grenzstrahlen und Röntgenstrahlen sind zur Zeit in Gang und Untersuchungen mit anderen unspezifischen und spezifischen Heilmitteln sollen folgen[1].

---

[1] Anmerkung bei der Korrektur: Inswischen wurden von HOFF und SPAETH die gleichen Gesetzmäßigkeiten bei dem Grenzstrahl BUCKYS festgestellt, wie sie hier für ultraviolette Strahlen dargestellt sind.

Die technische Durchführung der Untersuchung mit ultravioletten Strahlen fand im Strahleninstitut HOLFELDERs in Frankfurt a. M. statt, und ich bin Herrn Professor HOLFELDER zu großem Dank verpflichtet, daß er die Durchführung unserer Untersuchungen in seinem Institut ermöglichte. Dieselben Versuchspersonen wurden nacheinander mit erheblichen zeitlichen Zwischenräumen mit normaler Kost, mit „saurer Kost" (besonders Fleisch und Hafer) unter Zulage von täglich 10 g Salmiak, mit alkalischer Kost (vorwiegend vegetarisch) ernährt. Es wurde dann bei jeder Ernährungsform die Empfindlichkeit gegenüber ultravioletten Strahlen an der Dauer der zur Herbeiführung eines Erythems erforderlichen Bestrahlungszeit gemessen. Im Vergleich mit dem normalen Wert *führt alimentäre Azidose zu einer erheblichen Steigerung der Strahlenempfindlichkeit, alkalische Kost zu einer Herabsetzung derselben.* Auf diese Weise konnten *bei der gleichen Versuchsperson Unterschiede der Strahlenempfindlichkeit bei azidotischer und alkalotischer Änderung des Säurebasenhaushaltes von der Größenordnung 1 : 3 erzielt werden.* Um an einem Beispiel zu zeigen, wie ausgesprochen beim gleichen Individuum die Änderung der Reaktionslage gegenüber der Strahlenwirkung lediglich durch alimentäre Umstimmung des Säurebasenhaushaltes ist, füge ich aus der Arbeit von HOFF und SPÄTH hier eine Tabelle ein.

Bestrahlungsdauer	1. Ernährung: 4 Tage lang reine Haferkost, etwas Brot und Fleisch und täglich 3 mal 3 g Salmiak	Bestrahlungsdauer	2. Ernährung: 7 Tage lang vegetarische Kost	Bestrahlungsdauer	3. Ernährung: Wie bei 1.
1′	—	1′	—	1′	Sehr deutliches Rosa
1′ 30″	Starkes Rosa	1′ 20″	—	1′ 30″	Gerötet
1′ 48″	Starkes Rosa	1′ 40″	—	1′ 48″	Stark gerötet
2′ 10″	Deutliches Rot	2′	—	2′ 10″	Rot
2′ 30″	Intensives Rot	2′ 20″	—	2′ 30″	Rot
2′ 45″	Intensives Rot	2′ 40″	—	2′ 45″	Rot
3′	Intensives Rot	3′	—	3′	Intensives Rot
3′ 15″	Intensives Rot			3′	Intensives Rot
3′ 30″	Intensives Rot			3′ 30″	Intensives Rot
4′	Intensives Rot	4′	Schwaches Rosa		

Wir nehmen an, daß es später, wenn das große Gebiet der Änderungen der Reaktionslage des Organismus weiter durchforscht ist, möglich sein wird, durch zielbewußte willkürliche Änderung der Reaktionslage des Organismus eine erheblich stärkere und gleichmäßigere Wirkung unserer Heilmittel zu erzielen, als es heute noch der Fall ist, wo es weitgehend dem Zufall unterworfen ist, auf welche gerade vorliegende Reaktionsfähigkeit des Organismus unsere therapeutischen Maßnahmen treffen. Jedenfalls konnte im Zusammenhang mit unseren Untersuchungen bereits erreicht werden, daß durch vorherige Herbei-

führung einer azidotischen Stoffwechselrichtung in der Höhensonnen-
abteilung des Röntgeninstitutes in Frankfurt a. M. (Prof. HOLFELDER)
die *Bestrahlungszeiten auf mehr als die Hälfte abgekürzt* werden konnten.

Auch sonst liegen bereits heute einige Beobachtungen vor, die zeigen,
wie *durch unspezifische Vorbereitungen, welche die Reaktionslage des
Organismus ändern, die nachfolgende Wirkung von spezifischen Stoffen
in entscheidender Weise beeinflußt werden kann.* So konnte SPIETHOFF
zeigen, daß bei bestehender Idiosynkrasie gegen Salvarsan durch Vor-
behandlung mit Eigenserum vor der Salvarsaneinspritzung eine erhebliche Besserung der Idiosynkrasiestörungen zustande kommt. BRUNNER
berichtet, daß eine vorherige Einspritzung von Rinderserum geeignet
ist, einen weitgehenden Schutz gegen Strychninvergiftung herbeizuführen. Am eingehendsten scheint uns bis jetzt der Einfluß von
Traubenzuckerinjektionen auf den Verlauf von Giftwirkungen studiert
worden zu sein. Wir verweisen hier auf die groß angelegte experimentelle
Arbeit von R. SCHWAB, der unter anderem eine weitgehende Herabsetzung der Wirkung von zentralwirkenden Giften durch vorherige
Traubenzuckerinjektionen zeigen konnte.

Während in diesen Fällen der Einfluß der unspezifischen Vorbehand-
lung auf die spezifische pharmakologische Wirkung eines chemischen
Stoffes allerdings experimentell bewiesen, aber doch theoretisch noch
völlig ungeklärt ist, können auch einige Beispiele angeführt werden, in
denen eine Verstärkung einer pharmakologisch spezifischen Wirkung
durch eine vorhergehende unspezifische Beeinflussung vorhanden und
bis zu einem gewissen Grade einer Erklärung zugänglich ist. Wir
denken hier an die ausgesprochene *Verstärkung der Novasuroldiurese*
durch vorherige Herbeiführung einer *azidotischen Stoffwechselrichtung*
vermittels Salmiakgaben und an die gesteigerte Wirkung des Harn-
desinfizienz *Urotropin*, ebenfalls durch Herbeiführung einer azidotischen
Stoffwechselrichtung. Das Quecksilberdiuretikum Novasurol und das
gleichartige Salyrgan wirkt nach früheren eigenen Untersuchungen
(HOFF [4]) als ausgesprochenes *Gewebsdiuretikum* auf die Wasserbindung
im Gewebe ein, und aus den Untersuchungen von SCHADE und seiner
Schule ist bekannt, daß auch die azidotische Stoffwechselrichtung im
Sinne einer Entquellung der bindegewebigen Elemente des Gewebes
wirkt. Hierdurch scheint sich uns die von verschiedenen Autoren
beschriebene hochgradige Steigerung der Novasuroldiurese durch das
azidotisch wirksame Salmiak zu erklären. Die Verstärkung der Urotropin-
wirkung durch die azidotische Stoffwechselrichtung erklärt sich, wie bereits
oben auseinandergesetzt, durch vermehrte Abspaltung des wirksamen
Formaldehyds bei gesteigerter Wasserstoffionenkonzentration des Milieus.

Wir haben diese verschiedenen Beispiele gebracht, einmal um zu
zeigen, daß in der Tat die Reaktionslage des Organismus für die Wirkung

der Heilmittel von entscheidender Bedeutung ist, daß andererseits *die
planmäßige Beeinflussung der Reaktionslage in manchen Fällen heute
schon erreicht werden kann, und daß hierfür ganz besonders die Methoden
der unspezifischen Umstimmung in Betracht kommen.* Im übrigen müssen
wir uns, da es sich hier um therapeutisches Neuland handelt, darauf
beschränken, die Wege zu zeigen, die hier nach unserer Überzeugung
vorliegen. Ein riesiges Feld für planmäßige experimentelle Arbeit liegt
hier noch brach. Unsere eigenen Untersuchungen können nur kleine
Beiträge in Teilfragen darstellen. Es muß uns genügen, zu zeigen, daß
auf diesem Wege für die Heilkunst wertvolle Ergebnisse errungen werden
können, wenn auch vorläufig der Probleme noch mehr sind, als der
sicheren Ergebnisse.

IX. Die an der Haut angreifenden unspezifischen Behandlungsmcthoden: Hautreize, Bäder, Strahlenwirkung usw.

Zu den ältesten und am weitesten verbreiteten unspezifischen Behandlungsmethoden gehört die Anwendung von *Hautreizen* in verschie-
denster Form. Da man sie nicht nur bei Hautleiden, sondern auch bei
sonstigen Krankheiten des Organismus vielfach verwendet, ist es ersichtlich, daß man nicht nur eine lokale Wirkung, sondern eine unspezifische Einwirkung auch auf tiefer gelegene Krankheitsprozesse
und eine Anregung der Abwehrvorgänge des Organismus durch sie er-
wartet.

Wir haben bereits erwähnt, daß die Behandlung durch Hautreize
fortlaufend seit den Anfängen der wissenschaftlichen Medizin bis in die
heutige Zeit zum Rüstzeug des Arztes gehört hat. Im Altertum wandte
man Hautbrennungen, Pechpflaster und andere Hautreize bei der
μετασυνκρισις, also zur Umstimmung an. JENNER, der durch seine Er-
findung der Pockenimpfung auf die Abwehrwirkungen, welche von dem
Hautorgan auf den Gesamtorganismus ausgehen, besonders aufmerksam
gemacht worden war, empfahl vor 150 Jahren die Erzeugung von
schweren Hautentzündungen durch Einreiben von Brechweinsteinsalbe
zur Behandlung der verschiedensten inneren Krankheiten. L. MEIER,
ein Vorläufer der modernen Fieberbehandlung der Paralyse, empfahl
1877 die Herbeiführung von künstlichen Eiterungen am Schädel bei
dieser Krankheit. QUINCKE hat in einer seiner letzten Arbeiten auf die
ausgezeichnete Heilwirkung von Hautbrennungen, deren Wunden durch
reizende Salben zu schweren Entzündungen veranlaßt werden, auf entzündliche Rückenmarkserkrankungen hingewiesen, und in jüngster Zeit
wurde durch BIER wieder die Anwendung des Brenneisens zur Behandlung septischer Erkrankungen empfohlen.

Wenn wir an die zahlreichen sonstigen Behandlungsmethoden, die in Hautreizen bestehen, denken, an die *Haarseile, Moxen* und *Fontanellen* der Volksmedizin, an den *Baunscheidtismus* und andere Hautreizmethoden der Kurpfuscher, an die Schmierseifenbehandlung bei Tuberkulose, an Jodanstriche, Senfölwirkung, Analgit, an Einreibungen mit den verschiedensten Salben und Linimenten, schließlich an *Bäder* und andere *hydrotherapeutische Maßnahmen* und die verschiedensten Methoden der *Hautbestrahlungen*, so müssen wir uns davon überzeugen, daß derartige Behandlungsmethoden bei den verschiedenartigsten Krankheiten außerordentlich verbreitet sind, und daß wohl jeder Arzt sie mehr oder weniger ausgedehnt anwendet.

Der Eindruck, daß die Haut mit natürlichen Abwehrkräften ausgestattet ist, fand weiterhin bei Ärzten und Laien dadurch eine starke Stütze, daß gerade *diejenigen Infektionskrankheiten, die erfahrungsgemäß mit spontanen Reizzuständen auf der Haut einhergehen*, wie Masern, Scharlach, Pocken, Fleckfieber, *eine langdauernde Immunität* herbeiführen. Daß in diesen Fällen ein starkes Auftreten von Hautreizerscheinungen eine günstige *Abwehrleistung* des Organismus darstellt, ergibt sich auch aus der unter Laien weit verbreiteten Vorstellung, daß das mangelhafte Auftreten dieser Hauterscheinungen, das sog. Nach-innen-Schlagen der Krankheit, von übelster Bedeutung ist.

Im Widerspruch mit dieser *weiten Verbreitung der Behandlungsmethoden durch Hautreizmittel*, der zweifellos die empirische Feststellung einer oft außerordentlich günstigen Heilwirkung zugrunde liegt, war bis vor wenigen Jahren *über die physiologischen Grundlagen solcher Behandlungsmethoden so gut wie gar nichts bekannt*. Man half sich mit den theoretischen Begriffen der „auf die Haut ableitenden Behandlung" oder sprach mit E. HOFFMANN von einer „Esophylaxie der Haut", d. h. von einer nach innen gerichteten Schutzkraft der Haut, welcher als einer natürlichen Abwehrkraft dieses Organs eine hervorragende Bedeutung zukommen sollte. Es wurde auch erwogen, ob bei dieser Schutzleistung des Hautorgans gegen die verschiedensten Krankheitszustände eine spezifische *innere Sekretion* der Haut eine Rolle spielte (HOFFMANN). Die Untersuchungen von WOHLGEMUT und YAMASAKI, welche in der Haut einen großen Reichtum der wichtigsten *Fermente* fanden, so daß in dieser Beziehung die Haut denjenigen Organen ähnlich ist, deren Beteiligung am Gesamtstoffwechsel besonders groß ist, schien solche Ansichten zu stützen (vgl. die große Literatur über Esophylaxie bei HOFFMANN und MEMMESHEIMER).

In den letzten Jahren sind nun eine ganze Reihe von Untersuchungen bekanntgeworden, welche sich nicht lediglich mit der empirischen Feststellung, daß bestimmte Hautreize bei gewissen Krankheiten einen günstigen Einfluß hätten, begnügten, sondern versuchten, in experimentellerVersuchsanordnung und mit den Methoden des klinischen Laboratoriums der Frage auf den Grund zu gehen, welcher Art die Änderungen sind, die durch Hautreize im Organismus herbeigeführt werden. Es wurde durch diese Untersuchungen, wie wir vorausschicken möchten, *übereinstimmend gefunden, daß durch Hautreize ganz gesetzmäßig ein tiefgreifender Eingriff in die vegetativen Regulationseinrichtungen des Organismus hervorgerufen wird.* In vielen Punkten sind *ähnliche Veränderungen* erkennbar *wie bei den sonstigen von uns besprochenen unspezifischen Behandlungsmethoden.* Wenn auch das bisher vorliegende experimentelle Tatsachenmaterial in keiner Weise ausreicht, um in jeder Hinsicht die Wirkung der Hautreize auf den Organismus zu klären, so halten wir diese Ergebnisse doch für grundsätzlich überaus wichtig für unsere Vorstellungen, und wir sind fernerhin der Ansicht, daß eine weitere Erforschung der an der Haut angreifenden Therapie nur durch eine weitere exakte Erfassung der hierdurch herbeigeführten Veränderungen im Organismus in Fortführung der schon vorliegenden Untersuchungen möglich ist.

Besonders eingehend wurde die Wirkung der *Intrakutaneinspritzung* von unspezifischen Reizstoffen wie Serum, Normosallösung, physiologische Kochsalzlösung oder verschiedener Proteinkörper in die Haut studiert. Auf Grund umfangreicher eigener Untersuchungen haben wir selbst vor Jahren über die hierbei auftretenden Erscheinungen ausführlich berichtet (Hoff [5 sowie 1 und 2]). Diese Untersuchungen gewannen einen wichtigen Anstoß durch die Entdeckung von E. F. Müller, daß durch derartige unspezifische Intrakutaninjektionen regelmäßig ein starker *Abfall der Leukocyten* im peripherischen Blut herbeigeführt wird. Diese Angabe konnte ich in Untersuchungen, die zum Teil gemeinsam mit Waller und Sievers angestellt wurden, durchaus bestätigen. Wir fanden im Durchschnitt 10 Minuten nach der Einspritzung einen Leukocytensturz um 26 % des Ausgangswertes. Die Mitteilung E. F. Müllers wurde auch durch zahlreiche andere Autoren bestätigt. Es ergab sich nun aber, daß durch derartige leichte Hautreize auch eine ganze Reihe von weiteren Änderungen in den vegetativen Regulationsvorgängen zustande

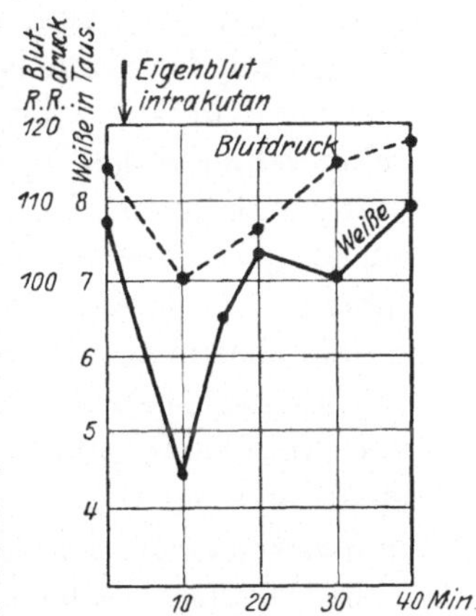

Abb. 12. Leukocytensturz und Blutdrucksenkung auf unspezifische Intrakutaninjektion. Nach Hoff: Erg. inn. Med. 33.

kommen, welche einen tiefgreifenden Einfluß auf den Gesamtorganismus erkennen lassen. So konnte von Hoff und Waller 1923 gezeigt werden, daß gleichzeitig mit der Leukocytensenkung regelmäßig eine *Blutdrucksenkung* auftritt, wie später von Lasch und Perutz und von anderen Autoren bestätigt wurde (vgl. Abb. 12). Auch sind deutliche *Einflüsse auf den Blutzucker*, im allgemeinen eine Blutzuckersenkung, von verschiedenen Seiten beschrieben worden, und VOLLMER wies nach, daß gleichzeitig auch sonstige Veränderungen im Stoffwechsel, insbesondere *Verminderungen der Säureausscheidung im Urin* vorhanden sind. Der Abfall der Leukocytenzahl, des Blutdruckes und des Blutzuckers weisen darauf hin, daß möglicherweise durch den Hautreiz der unspezifischen Intrakutaninjektion eine *Vaguserregung* zustande kommt. Daß in der Tat das *vegetative Nervensystem* bei der Auslösung solcher Reaktionen von der Haut aus eine Rolle spielt, wurde weiterhin von EMBDEN und FREUNDLICH wahrscheinlich gemacht, welche zeigen konnten, daß die genannten Reaktionen nach Hautreizen ausfallen, wenn in dem betreffenden Hautgebiet die vegetativen Gefäßnerven durch die Lériche-Operation durchtrennt sind.

Es ist schließlich noch auf die merkwürdige Beobachtung hinzuweisen, daß durch unspezifische Einspritzungen kleinster Flüssigkeitsmengen in die Haut bei schmerzhaften Erkrankungen oft in einer ganz auffälligen Weise eine sofort einsetzende *Schmerzlinderung* zu verzeichnen ist. Auf diese Tatsache habe ich vor 7 Jahren hingewiesen (HOFF [1, 2]) und dabei betont, daß es sich hier um einen grundsätzlich anderen Vorgang handeln muß, als wie er bei der Einspritzung großer Proteinmengen unter die Haut zustande kommt, weil hierbei nach allgemeinen Beobachtungen ziemlich regelmäßig zunächst eine einige Zeit anhaltende Steigerung der Schmerzhaftigkeit zu beobachten ist. In Untersuchungen aus der Klinik GOLDSCHEIDERs hat WALINSKI (1) die Beobachtung der schmerzlindernden Wirkung von Intrakutaninjektionen durchaus bestätigen können. Von GOLDSCHEIDER wird auf Grund dieser Untersuchungen in seinem jüngst erschienenen Werk über die Behandlung innerer Krankheiten auf diese Behandlungsmethode zur Bekämpfung schmerzhafter Zustände eindringlich hingewiesen.

Es ist also zu betonen, daß in der Tat durch einen so leichten Reiz, wie ihn eine Intrakutaninjektion von Normosallösung oder Serum darstellt, eine ganze Reihe von deutlichen *Änderungen in vegetativen Regulationsvorgängen* des Organismus herbeigeführt werden können. Wir haben früher gesehen, daß bei anderen unspezifischen Behandlungsmethoden auch tiefe Eingriffe in den Verlauf der vegetativen Regulation zustande kommen und wir werden den Angriffspunkt der unspezifischen Therapie am vegetativen System in Abschn. XI noch ausführlich besprechen. Durch diese mit exakten Methoden nachweisbaren Änderungen im Organismus infolge von Hautreizen ist unseres Erachtens ein Verständnis für die therapeutische Wirksamkeit solcher Maßnahmen zum mindesten angebahnt.

Von einer systematischen Untersuchung der zahlreichen therapeutisch angewandten sonstigen Hautreize sind wir noch weit entfernt.

Es ist aber festzustellen, daß, soweit solche Untersuchungen bereits vorliegen, auch bei ihnen ähnliche durch klinische Untersuchungsmethoden erfaßbare Veränderungen bekannt geworden sind. Wir möchten hier besonders auf die Arbeiten von R. STAHL und seinen Mitarbeitern über die *Bäderwirkung* hinweisen. Diese Forscher untersuchten unter Heranziehung von mit vegetativen Giften angelegten Hautquaddeln den Einfluß der verschiedenen Bäder auf das vegetative Nervensystem. Sie kamen zu dem Ergebnis, daß hierbei ganz ähnliche Veränderungen im Organismus ablaufen, wie wir sie früher als charakteristisch für die Proteinkörpertherapie beschrieben haben. Insbesondere kommen bei der Heilwirkung der Bäder ganz ähnliche *Herdreaktionen* am Krankheitsherd zustande wie bei sonstigen umstimmenden Behandlungsmethoden, eine Tatsache, die den Badeärzten schon lange bekannt ist. R. STAHL studierte besonders den Einfluß von Bädern mit verschiedener Temperatur auf intrakutan mit verdünnter Suprareninlösung angelegte Quaddeln. Er fand in der ganzen Haut, auch den Hautpartien außerhalb des Bades, bei heißen Bädern eine Verstärkung der Quaddelbildung, bei kalten Bädern eine Abschwächung der Quaddelbildung, und gleichzeitig gesetzmäßige Änderungen im Serumeiweißbild und in der Serumviscosität. Nach seiner Auffassung führen *warme Bäder* zu einer *Steigerung des Vagustonus, kalte Bäder* dagegen zu einer *Steigerung des Sympathicustonus.* Auch DIENER und WITSCH kamen mit anderen Methoden zu ähnlichen Ergebnissen und zogen ebenfalls enge Parallelen zwischen der Wirkung der Bäder mit derjenigen der Proteinkörpereinspritzung. Nach Ansicht dieser Autoren spielt bei der Wirkung der Bäder, die ja sonst in so vieler Hinsicht noch ganz ungeklärt ist, der Einfluß auf das *vegetative Nervensystem* und auf *vegetative Regulationsvorgänge* eine entscheidende Rolle. Daß die verschiedenen arzneilichen Zusätze zu den Bädern auf die Wirkung der Bäder einen charakteristischen Einfluß ausüben können, ist eine Erfahrungstatsache, die aber im großen ganzen noch einer wissenschaftlichen Analyse entbehrt. Die hier vorliegenden Untersuchungen kann ich im Rahmen dieser Darstellung nicht ausführlich anführen. Ich möchte, als auf ein Beispiel, auf die eingehenden Untersuchungen über die Heilwirkung der *Moorbäder* von SCHADE (3) hinweisen.

Erwähnt werden mag noch, daß der alte therapeutische Brauch, bei bestimmten Erkrankungen lokal *Kälte* oder *Wärme* auf die Haut zu applizieren, ebenfalls in jüngster Zeit bis zu einem gewissen Grade eine experimentelle Erschließung gefunden hat. Auch hier wurde festgestellt, daß diese einfachen Maßnahmen, die, solange man lediglich die Therapie unter dem Gesichtswinkel einer spezifischen Wirksamkeit bewertete, wohl manchmal etwas geringschätzig als eine Therapie „ut aliquid fiat", ich möchte beinahe sagen, als ein symbolischer Akt aufgefaßt wurde, in der Tat einen Einfluß auf tiefgelegene Organe ausüben, wie man ihn sich in dieser Stärke kaum vorgestellt hatte. So konnte BÜRGER zeigen, daß durch kalte oder warme Reize ein eindeutiger Einfluß auf die *Harnsekretion der Nieren* herbeigeführt wird. Insbesondere ist aber auf die Untersuchungen von RUHMANN und FREUDE an der GOLDSCHEIDERschen Klinik über den Einfluß lokaler *thermischer Reize* auf die *Magenfunktion* hinzuweisen. Diese Forscher untersuchten in 110 Versuchen den Einfluß thermischer Reize des Oberbauchs auf die Magenarbeit vor dem Röntgenschirm. Sie fanden, daß in wenigen Sekunden der Magen auf den Temperaturreiz vom Epigastrium hinsichtlich der Spannung in fast allen, hinsichtlich der Bewegung in sämtlichen Fällen reagierte. „Die Änderung der Kinetik erfolgte allgemein so, daß Kälte die Peristaltik mehrfach zunächst lähmte, unmittelbar darauf aber zu regellos gehäuften, kurzen, scharfen Wellen reizte, bei gleichzeitiger Minderung bis Stillegung der Pylorusaktion. Wärme dagegen regt die Peristaltik an zu hocheinsetzenden, lang-weichen, auch beschleunigten Wellen und mehrt die Pförtneröffnungen. — Beruhigend wirkt Wärme nur auf übererregte Bewegung: Vorhandene Hyperperistaltik setzt sie herab. — Der krankhafte Dauerschluß des Magenpförtners („Pylorotonie“) wurde durch Wärmung des Epigastriums unmittelbar beseitigt, wobei der vorher gleichsam gelähmte Magen (Atonie, fehlende Peristaltik) mobilisiert erscheint. Auf Kälte bleiben Pylorotonie samt schlaffer Lähmung des Magens unbeeinflußt, doch kann Antiperistaltik eintreten. Dem lokalen äußeren *Kältereiz* entspricht nach alledem ein *sympathisch betontes Hemmungsbild*, dem *Wärmereiz* ein mehr *parasympathisch* beherrschter Zustand der Förderung am Magen“ (vgl. die Parallele mit den dargestellten Untersuchungen R. STAHLs über die Bäderwirkung). Den Verlauf des *Reflexbogens* konnten die Forscher dadurch genauer festlegen, daß sie durch paravertebrale Anästhesierung der siebenten bis neunten Dorsalsegmente diesen von der Haut zum Magen ziehenden Reflexbogen unterbrachen, wodurch der Effekt des thermischen Reizes auf die Magenbewegungen aufgehoben wurde. Wir sehen also, daß auch diese vom praktischen Arzt so oft benutzte Anwendung von Hautreizen besonders bei durch *spastische Zustände* ausgelösten Schmerzen durchaus eine wissenschaftlich erfaßbare Grundlage hat.

Auch für den Einfluß der verschiedenen Strahlen auf die Haut gilt die Tatsache, daß hier zweifellos tiefgehende Einflüsse in vegetative Regulationsmechanismen erreicht werden können. HASSELBALCH hatte bereits gezeigt, daß durch *Lichtbäder* nach einer anfänglichen Blutdruckerhöhung eine langdauernde *Blutdrucksenkung* herbeigeführt werden kann. Auf Grund von gleichsinnigen Untersuchungen wurde dementsprechend neuerdings von MARX in einer Arbeit aus der Klinik

Siebecks die Heranziehung von Lichtbädern zur Bekämpfung von Zuständen mit erhöhtem Blutdruck empfohlen.

Wenn aber schon bei den übrigen Hautreizen betont werden muß, daß durch die hier dargestellten experimentellen Ergebnisse in keiner Weise alle Faktoren, welche für die Wirkung dieser Behandlung von Bedeutung sind, erfaßt werden, daß es sich vielmehr lediglich um eine erste wissenschaftliche Erschließung dieses Gebietes der Therapie handelt, so ist insbesondere bei der Strahlenwirkung zu betonen, daß hier natürlich noch ganz andere Faktoren als die geschilderten Einflüsse auf vegetative Regulationsvorgänge in einer für verschiedene Strahlen spezifischen Weise eine Rolle spielen. Ich brauche nur auf die neuen grundlegenden Untersuchungen von Windaus hinzuweisen, nach denen das bestrahlte *Ergosterin* die Eigenschaften des *Vitamins D* aufweist, und daß dementsprechend auch im Organismus durch Bestrahlung eine solche *Vitaminwirkung* zustande kommt, um anzudeuten, in welcher Richtung hier eine andere wichtige Wirkung der Hautbestrahlung zu suchen ist.

Aus den gegebenen Darstellungen ist zu ersehen, daß der Erfahrungstatsache der therapeutischen Wirkung der an der Haut angreifenden unspezifischen Heilmethoden neuerdings eine ganze Reihe von wissenschaftlich bewiesenen tiefgreifenden Einflüssen dieser Maßnahmen auf die Vorgänge im Körper gegenüberstehen. Die *Behandlung durch Hautreize* findet auf diese Weise ihren *wichtigen Platz neben den oben beschriebnen sonstigen Methoden der unspezifischen Behandlung*, z. B. der Proteinkörperbehandlung und der Fieberbehandlung. Auch ist durch bestimmte experimentelle Ergebnisse die enge Verwandtschaft der Hautreiztherapie mit anderen Methoden der unspezifischen Behandlung nachgewiesen worden. Kroetz untersuchte nach verschiedenen Hautreizen mechanischer und chemischer Art, wie sie z. B. durch Senf- und Kantharidenpflaster an gesunden Personen hervorgerufen wurden, die *Elektrolytzusammensetzung* des Serums und fand hierbei wie auch nach Röntgen- und Höhensonnenbestrahlung erhebliche Änderungen insbesondere der Kalium-, Calcium- und Chloridwerte in ganz ähnlicher Weise, wie sie bei der Proteinkörperbehandlung zustande kommen. Auch im Säurebasenhaushalt finden sich nach Kroetz Veränderungen, welche denjenigen, welche wir oben als charakteristisch für Proteinkörper- und Fieberbehandlung sowie zahlreiche andere unspezifische Behandlungsmethoden darstellten, durchaus entsprachen. Es findet sich entsprechend dem auf S. 11 gegebenen Schema der zweiphasigen Reaktionsveränderung auch nach Hautreizen eine anfängliche azidotische Verschiebung, der nach 24 Stunden eine alkalotische Verschiebung im Blutserum folgt. Diese Ergebnisse von Kroetz fanden eine sehr wertvolle Ergänzung und Erweiterung durch die umfangreichen systematischen Untersuchungen von Nathan und Stern, welche den Elektrolythaushalt des Serums sowohl wie auch der Haut bei verschiedenartigen Hautreizen und bei verschiedenen spontan auftretenden Dermatosen studierten. Die Versuchsergebnisse dieser Forscher im einzelnen hier aufzuführen, würde zu weit führen; es sei nur erwähnt, daß auch sie bei den verschiedenartigsten akut auftretenden Hautveränderungen, soweit sie mit Erythem einhergehen, gesetzmäßige *Elektrolytverschiebungen* im Blut nachweisen konnten, wie sie *in ganz gleicher Weise bei der unspezifischen Reiztherapie* mit Proteinkörpern beobachtet werden.

Nathan und Stern kommen auf Grund dieser Untersuchungen zu dem Ergebnis, daß bei akuten Dermatosen und bei künstlich herbeigeführten Hautreizungen, etwa durch Höhensonne, ein Zellzerfall in der Haut zustande kommt, daß die hierbei in Freiheit gesetzten Proteinkörperabbauprodukte zur Resorption gelangen und nun eine der parenteralen Proteinkörperwirkung durchaus parallele Veränderung im Organismus herbeiführen. Wenn in dieser Weise schon bei den genannten Forschern sich die Vorstellung gebildet hat, daß durch Hautreize in der Haut Stoffe in Freiheit gesetzt werden, welche eine tiefgreifende Wirkung auf die Regulationsvorgänge im Organismus auszuüben imstande sind, so ist dieser Gedankengang in anderem Zusammenhang noch viel konsequenter durchgeführt worden. Wir denken an die Untersuchungen von Ebbecke sowie von Lewis, die von den *dermographischen Erscheinungen* an der Haut ausgehen und zu dem Resultat geführt haben, daß hierbei in der Haut aus der körpereigenen Substanz pharmakologisch höchst wirksame Stoffe entstehen. Wenn diese Untersuchungen zunächst auch von unserer Fragestellung der unspezifischen Behandlung etwas abgelegen zu sein scheinen, so glauben wir doch, daß wir sie hier kurz berühren sollen, weil sich unseres Erachtens wichtige Schlüsse für unsere Vorstellungen von der Wirksamkeit der Hautreize aus diesen Untersuchungen ergeben.

Ebbecke und ebenso Lewis studierten insbesondere die vasomotorischen Erscheinungen, welche durch leichte mechanische Reize auf der Haut des Menschen hervorgerufen werden können. Bekanntermaßen kann man durch Bestreichen der Haut eine strichförmige Abblassung (Dermographia alba), eventuell auch ein strichförmiges Nachröten (Dermographia rubra) und bei manchen Menschen auch eine erhabene Quaddelleiste (Dermorgaphia elevata) am Ort des Hautreizes herbeiführen. Wir verweisen auf unsere eingehende Darstellung der Dermographia elevata und ihres Entstehungsmechanismus an anderem Ort (Hoff [8]). Durch Analogieschlüsse mit der Wirksamkeit verdünnter Histaminlösungen auf die Haut, die in mannigfaltiger Hinsicht eine außerordentliche Ähnlichkeit mit den dermographischen Erscheinungen haben, kamen Ebbecke und Lewis nun zu der Vorstellung, daß der wirksame Stoff, der in der Haut bei mechanischen und sonstigen Hautreizen entsteht und dermographische Erscheinungen an den Hautkapillaren hervorruft, in der Tat *Histamin* sei, das aus den natürlichen chemischen Bausteinen der Zellen unter der Reizwirkung hervorginge. In unseren früheren Darstellungen der dermographischen Erscheinungen mußten wir die Frage, ob hier Histamin oder ein sonstiger chemisch stark wirksamer Stoff als Ursache der Hauterscheinungen in Frage käme, offen lassen, da uns die allerdings zahlreichen Analogien zwischen dermographischen Erscheinungen mit der Histaminwirkung kein bindender Beweis zu sein schienen. Diese Frage ist nun durch Untersuchungen von Török, Lehner und Urban unseres Erachtens in ein neues Stadium eingetreten. Diese Forscher entnahmen bei Versuchspersonen, die eine Dermographia elevata aufwiesen, Blut, riefen dann durch energisches Bestreichen der Haut eine große Menge von Quaddeln auf der Haut hervor und entnahmen, wenn diese Quaddeln ihre höchste Ausdehnung erreicht hatten, ein zweites Mal Blut. Wenn sie dann das Blutserum, das vor der Hervorrufung von Quaddeln, sowie das zweite Serum, welches auf dem Höhepunkt der Quaddelbildung entnommen war, anderen Personen intrakutan injizierten, so ergab sich, daß das zweite der so verglichenen Seren viel stärkere Quaddeln in der Haut hervorzurufen geeignet war, als das erste. Aus diesen Untersuchungen schien hervorzugehen, daß in der Tat bei den Personen mit Dermographia elevata durch das Bestreichen der Haut ein Stoff gebildet wird, welcher eine Quaddelbildung in der Haut hervorrruft, daß dieser Stoff sogar in die Zirkulation gelangt und mit der besprochenen Versuchsanordnung im zirkulierenden Blut nachgewiesen werden kann. Török und seine Schüler zeigten weiter, daß in gleicher Weise solch ein wirksamer Stoff aus dem Blut gewonnen werden kann, wenn anstatt der Hervorrufung der Dermographia elevata bei normalen Personen durch intensive Höhensonnenbestrahlung ein Erythem herbeigeführt worden war.

Da ich diese Angaben von Török und seinen Schülern für prinzipiell sehr wichtig hielt, habe *ich* sie mit Holzapfel nachgeprüft und in der Tat völlig bestätigen können. Wir konnten zeigen, daß durch das Serum, welches auf der Höhe der Quaddelbildung der Dermographia elevata entnommen ist, im Vergleich mit dem bei ungereizter Haut entnommenen Serum eine Quaddelvergrößerung um 41% eintritt. Es handelt sich hierbei offenbar um einen in hohem Grade auf das Gefäßsystem wirksamen Stoff, denn es war noch weiterhin zu beobachten, daß einige Zeit, nachdem zahlreiche Quaddeln auf der Haut der Versuchsperson mit Dermographia elevata hervorgerufen wurden, zu einem Zeitpunkt, wo der wirksame Stoff im Blut zirkuliert, eine ganz ausgesprochene Gefäßerweiterung der Gesamthaut, insbesondere eine hochrote Durchblutung der Gesichtshaut ganz ähnlich wie etwa nach der Einatmung von Amylnitrit auftritt. Wahrscheinlich handelt es sich um einen dem Histamin nahe stehenden Körper. Daß es sich um Histamin selber handelt, ist nach pharmakologischen Untersuchungen, die wir mit dem wirksamen aus dem Serum gewonnenen Stoff an Tieren durchführten, unwahrscheinlich. Auf Einzelheiten hier einzugehen, verbietet der Rahmen der vorliegenden Arbeit. Wir verweisen auf unsere ausführliche Mitteilung. Es ist aber *aus diesen Untersuchungen zweifellos zu erkennen, daß durch Hautreize ein hochgradig gefäßwirksamer Stoff entsteht, welcher in die Zirkulation gelangt und in experimenteller Versuchsanordnung im Blut nachgewiesen werden kann.*

Wir sind auf diese Fragen, die, wie gesagt, zunächst etwas abseitig erscheinen mögen, deswegen hier so ausführlich eingegangen, weil sie uns für die Erklärung der an der Haut angreifenden Reize in ihrer therapeutischen Auswirkung sehr wesentlich zu sein scheinen. Die häufig gegebene Darstellung, daß durch Hautreize eine Erregungsänderung im vegetativen Nervensystem auf reflektorischem Wege herbeigeführt würde, hat mancherlei theoretische Bedenken. Es ist schwer vorstellbar, wie im einzelnen auf den Nervenwegen die verschiedenen Reflexbögen verlaufen sollten, welche hier zu fordern wären, wie wir die besprochenen Einflüsse der Hautreize etwa auf Blutbild, Blutdruck, Blutzucker, Säurebasenhaushalt, Elektrolythaushalt usw. erklären sollten. In den letzten Jahren mehren sich nun die Ergebnisse in der Physiologie, welche zeigen, daß bei Reizung verschiedener Organe von diesen selbst Stoffe produziert werden, welche eine intensive Wirkung, gewissermaßen eine ausgesprochen pharmakologische Wirkung ausüben. Wir denken etwa an den von Loewi beschriebenen auf Vagusreizung im Herzen gebildeten Stoff, welcher auf andere Herzen übertragen eine der Vagusreizung entsprechende Wirksamkeit entfaltet. Es scheint so, daß im Organismus zwischen der Wirkung eines Reizes und der dadurch bedingten Änderung der Organfunktionen häufig chemische Stoffe eingeschaltet sind, die aus dem Gewebe infolge der Reizung direkt entstehen und pharmakologisch sehr aktiv sind.

Wenn wir aber von diesen theoretischen Erwägungen ganz absehen, so bleibt als klares Ergebnis des Experimentes folgendes bestehen: *Durch Hautreize entsteht ein Stoff, der in die Zirkulation übergeht und der bei der Injektion in die Haut anderer Organismen eine intensive Wirkung auf die Durchlässigkeit der Grenzschichten entfaltet, so daß eine große Hautquaddel hervorgerufen wird. Es ist wahrscheinlich, daß der so nachweisbare durch Hautreize entstehende Stoff bei der therapeutischen Wirkung der an der Haut angreifenden Behandlungsmethoden eine besondere Rolle spielt.*

X. Unspezifische Behandlung und Immunität.

Die außerordentlichen praktisch-therapeutischen Erfolge der Immunitätswissenschaft, welche sich für uns mit den Namen von KOCH, EHRLICH, BEHRING, PFEIFFER und PASTEUR verbinden, sind auf dem Boden der *spezifischen Immunitätslehre* entstanden. Das Gesetz der Spezifität der Antigen-Antikörperreaktion bildete für diese Forschungswege die unverrückbare Grundlage. Bei der Immunbehandlung etwa von Diphtherie oder Tetanus und bei der spezifischen Vaccinebehandlung erreichte man eine spezifische und elektive Einwirkung auf Krankheitserreger oder Toxine. Es handelte sich hierbei, ähnlich wie bei der eigentlichen Chemotherapie, um mit dem Ausdruck von EHRLICH zu reden, um ein „chemisches Zielen."

Die großen Erkenntnisse und hervorragenden Erfolge dieser spezifischen Immunitätslehre haben zunächst zweifellos die Schattenseite gehabt, daß sie der Entwicklung der unspezifischen Therapie, die in dieser Arbeit besprochen wird, ein schweres Hemmnis waren. Mit dem Gedanken, daß eine spezielle Krankheit nur durch spezifische Immunkörper überwunden werden könnte, daß diese wiederum nur durch spezifisch aktiv oder passiv immunisierende therapeutische Maßnahmen in ihrer Bildung gefördert werden könnten, schien zunächst über jeden Versuch, durch völlig unspezifische Maßnahmen auf das Krankheitsgeschehen einzuwirken, der Stab gebrochen zu sein.

Wenn oben auseinandergesetzt wurde, daß die moderne mächtige Entwicklung der unspezifischen Therapie durchaus nicht in einer krisenhaften Auflehnung ganz neuer Gedankengänge gegen die herrschende Meinung entstanden ist, daß vielmehr die Wege dazu durch eine organische Fortentwicklung der theoretischen Forschung geebnet waren, so gilt diese Feststellung auch für die Beziehungen der unspezifischen Therapie zur Immunitätslehre. Gerade von seiten mancher theoretischer Immunitätsforscher sind die Vorurteile, die gegen eine unspezifische Beeinflussung der Immunvorgänge bestanden haben, mit aus dem Wege geräumt worden. Es ist heute die zweifellos *hervorragende Wirksamkeit von unspezifischen Behandlungsmethoden auf die immunbiologischen natürlichen Abwehrvorgänge* ein so wichtiger Bestandteil unserer Kenntnis über die unspezifische Therapie, daß wir auch hier kurz darauf eingehen müssen. Eine ausführliche Darstellung verbietet sich wieder durch den Rahmen dieser Arbeit. Wir möchten hier besonders auf die monographischen Arbeiten von WEICHARDT, sowie auf die Beiträge von SACHS, SCHLOSSBERGER und DOERR in Band 13 des Handbuchs der normalen und pathologischen Physiologie von BETHE und BERGMANN, welcher die Schutz- und Angriffseinrichtungen auf Reaktionen und Schädigungen zum Inhalt hat, verweisen.

Es ist besonders das Verdienst von R. PFEIFFER, dem Begriff der *spezifischen Immunität* denjenigen der unspezifischen *Resistenz* gegenübergestellt und gezeigt zu haben, daß die Widerstandsfähigkeit eines Organismus gegen Krankheiten nicht nur durch spezifische immunisatorische Maßnahmen, sondern auch durch völlig *unspezifische Maßnahmen gesteigert* werden kann. Eine solche *unspezifische Resistenzsteigerung* war schon von KLEIN 1893 dadurch gezeigt worden, daß es ihm gelang, Meerschweinchen nicht nur durch parenterale Einverleibung abgetöteter Choleravibrionen, sondern auch durch andersartige Bakterien (Koli, Prodigiosus) gegen eine experimentelle Cholerainfektion zu schützen. Es kann hier nur berichtet werden, daß diese Ergebnisse durch zahlreiche Autoren (vgl. SCHLOSSBERGER), von denen wir besonders PFEIFFER, WEICHARDT, FRÄNKEL und MUCH nennen, bestätigt und auf das ganze therapeutische Rüstzeug der unspezifischen Behandlungsmethoden erweitert wurden. Man konnte eine derartige *Resistenzsteigerung* z. B. durch Einspritzung von Proteinkörpern, Kochsalz, Metallsalz, Röntgen- und Radiumstrahlen und Hautreize im Experiment beweisen. Wenn diese Agentien hierbei auch gelegentlich eine Resistenzverminderung machten, z. B. in Untersuchungen von KROSS, KLIGLER und WEITZMAN, so lag es nahe, im Sinne unserer oben gegebenen Darstellungen auf die verschiedene Wirkung verschiedener *Dosierung* zu schließen.

Heute scheint es uns berechtigt zu sein, diese *Resistenz des Organismus gegen Krankheiten, die durch unspezifische Therapie gesteigert werden kann, für eine natürliche Abwehreinrichtung des Organismus von ganz außerordentlicher Bedeutung* anzusehen. Zweifellos hat dieser Faktor infolge des hellen Lichtes der Immunitätslehre zeitweilig zu Unrecht im Schatten gestanden. Wir erinnern daran, daß die Antikörper, welche die Träger der spezifischen Immunität sind, im allgemeinen erst im Organismus während der Krankheit gebildet werden. Dagegen wird durch die natürliche Resistenz des Organismus eine unendliche Zahl von Infektionskrankheiten von vornherein abgewehrt, ohne daß es überhaupt klinisch zu einer Krankheit kommt. So berechnete FRIEDEMANN, daß in Berlin auf einen Fall von Diphtherieerkrankung etwa 535 Bazillenträger kommen, die überhaupt nicht erkranken. Ähnliche Befunde wurden auch bei der epidemischen Meningitis (SIMIČ), beim Typhus, bei Scharlach, Syphilis, Tuberkulose, Gasbrand und zahlreichen anderen Krankheiten gefunden. Während man zu Beginn der bakteriologischen Ära annahm, daß jeder Kontakt eines nicht durch vorausgegangene Erkrankung oder Schutzimpfung aktiv immunisierten Individuums mit dem pathogenen Mikroorganismus die entsprechende Krankheit im Gefolge hat, wissen wir heute, daß bei einer Reihe von Krankheitskeimen die latente Infektion die Regel, die manifeste dagegen die Ausnahme darstellt (FRIEDEMANN, SCHLOSSBERGER). REITER hat diese neue Erkenntnis dahin formuliert, daß ,,dem Makroorganismus eine größere Bedeutung zukommt, als dem Infektionserreger, daß letzterer gewissermaßen eine Voraussetzung der Infektion schafft", sie aber nicht bedingt.

Wir haben hier also mit *natürlichen Abwehreinrichtungen im Organismus von ganz außerordentlicher Bedeutung* zu rechnen, und es ist von hohem theoretischen Interesse, daß, wie experimentell einwandfrei zu beweisen, diese *Resistenz des Organismus durch unspezifische Therapie sehr wirksam unterstützt werden kann.* Bei zahlreichen Krankheiten besitzen wir keine spezifische immunisatorische Therapie. Vielfach ist der Erreger unbekannt oder es ist am Krankenbett völlig unklar, um welche Art von Krankheit es sich handelt. Es ist ein großer Fortschritt, daß uns nicht mehr durch ein einseitiges Dogma der Spezifität der Immunvorgänge die Hände gebunden sind, und daß die Wirksamkeit auch von unspezifischen Maßnahmen bewiesen werden konnte.

Darüber hinaus ist nun festzustellen, daß auch eine zweifellose *Unterstützung von **spezifischen** Abwehrvorgängen durch die Maßnahmen der unspezifischen Behandlung* in zahlreichen Untersuchungen bewiesen ist. Es ist allerdings richtig, daß im Tierversuch bei nicht spezifisch vorbehandelten Tieren durch unspezifische Behandlung im allgemeinen keine Bildung oder Vermehrung von spezifischen Immunkörpern zustande kommt, wie es auf Grund der zweifellos nach wie vor gültigen Regeln der spezifischen Immunitätslehre nicht anders zu erwarten ist. Wenn dagegen die Tiere vorher mit Infektionserregern geimpft wurden, wenn sie mit anderen Worten *sensibilisiert* sind, so können die in ihrem Körper entstandenen *spezifischen Immunitätsstoffe* auch *durch unspezifische Maßnahmen zu einer erheblichen Steigerung* angeregt werden. Diese unspezifische Steigerung von spezifischen Antikörpern wurde wohl zuerst von SALOMONSEN und MADSEN an dem Beispiel der Antikörpervermehrung durch Pilokarpininjektion gezeigt, und ist inzwischen bei zahlreichen anderen unspezifischen Reizen wie Proteinkörper (WEICHARDT), chemotherapeutische Stoffe (AGAZZI, FRIEDBERGER und MASUDA), Hautreize (MEMMESHEIMER) und zahlreichen anderen Maßnahmen der unspezifischen Behandlung von einer großen Zahl von Autoren übereinstimmend festgestellt worden. Im Gegensatz zur Steigerung der Resistenz durch unspezifische Eingriffe im Sinne von PFEIFFER handelt es sich hierbei um eine *unspezifische Immunisierung* im engeren Sinne der Immunitätslehre.

Die außerordentliche Bedeutung der *Steigerung der natürlichen Abwehrvorgänge durch unspezifische Behandlung* wurde unter dem Begriff der *unspezifischen Immunität* insbesondere von WEICHARDT und MUCH betont.

Es ist das besondere Verdienst von Wolff in Amsterdam, neu darauf hingewiesen zu haben, daß auch die umfangreichen und überaus wertvollen Untersuchungen von Almroth Wright durchaus geeignet sind, diese unsere Vorstellungen über die Beziehungen zwischen unspezifischer Behandlung und Immunitätsvorgängen weiter zu vertiefen. Wright, der Schöpfer der spezifischen Vaccinetherapie, hat bereits vor Jahren gefunden, daß ähnliche Erfolge wie mit spezifischer Vaccinetherapie bei Krankheitsfällen auch durch die völlig *unspezifische* Wirkung der Vaccine aus ganz anderen Bakterienstämmen, als wie sie die betreffende Krankheit hervorrufen, erreicht werden können. Diese Ergebnisse führten ihn zur Aufstellung des Begriffes der „*Epiphylaxis*", und durch diesen unserer deutschen Nomenklatur fremden Begriff kam es dazu, daß die Wrightschen Forschungen in Deutschland lange Zeit nicht mit zur Beurteilung der Frage der unspezifischen Therapie herangezogen wurden, daß sie z. B. in der Monographie von Weichardt keine Erwähnung fanden. Wolff betont mit Recht, daß die *Epiphylaxis* im Sinne von Wright *mit der unspezifischen Therapie* bzw. der Proteinkörpertherapie der deutschen Autoren *durchaus identisch* ist. Wright und Wolff untersuchten die Bakterizidie des Blutes und konnten hierbei sowohl eine *spezifische* als auch *unspezifische* Erhöhung dieser bakterienabtötenden Kraft des Blutes gegen Streptokokken und Staphylokokken nachweisen. Eine *unspezifische Erhöhung der Bakterizidie* konnte durch Einspritzung verschiedener Bakterienvaccine, von artfremdem Eiweiß und auch von anorganischen Stoffen herbeigeführt werden, wodurch wiederum ein starker Beweis für die Wirksamkeit der unspezifischen Behandlung gewonnen ist. Von besonderem Interesse ist hierbei die Feststellung von Wolff, daß die abtötende Kraft des Serums nur gesteigert werden konnte, wenn man *ganz bestimmte Mengen* des unspezifischen Reizmittels einspritzte. Wurde *mehr* oder *weniger* eingespritzt, so wurde *kein Effekt* mehr wahrgenommen. Wir sehen auch hier wieder die *überragende Bedeutung der Dosierungsfrage* für die praktische Frage der unspezifischen Therapie, die oben in Abs. VI ausführlich besprochen wurde. Wir zweifeln nicht daran, daß das therapeutische Versagen irgendeiner unspezifischen Behandlungsmethode am Krankenbett in den meisten Fällen nicht dadurch zustande kommt, daß die unspezifische Therapie an sich in diesem Falle ungeeignet wäre, sondern dadurch, daß die richtige Dosierung nicht gelingt. Die Erforschung der Dosierungsfrage ist, wie oben auseinandergesetzt, eine der wichtigsten Teilfragen, von der die weitere Entwicklung der unspezifischen Behandlung abhängen wird.

Aus allen bisher wiedergegebenen immun-biologischen Untersuchungen ist zu entnehmen, daß wir in der Tat eine *unspezifische Immunisierung und eine spezifische Immunisierung zu unterscheiden* haben. Unspezifische Behandlungsmethoden sind besonders geeignet, die spezifische Immunisierung zu unterstützen, wenn bereits eine *Sensibilisierung* stattgefunden hat. Dies ist bei der Behandlung von *Infektionskrankheiten immer der Fall*, so daß eine Vermehrung der Immunitätskräfte durch die unspezifische Behandlung durchaus theoretisch möglich ist. Unspezifische Immunitätsvorgänge können durch unspezifische Behandlung aber auch ausgelöst werden, wenn keine spezifischen Antikörper gebildet worden sind, und es ist anzunehmen, daß die Steigerung der unspezifischen Immunkörper im allgemeinen auch zustande kommt, wenn gleichzeitige spezifische Immunkörper vorhanden sind und durch die unspezifischen Maßnahmen vermehrt werden.

Aus den Untersuchungen der *deutschen Forscher*, die oben genannt sind, und besonders auch aus den Forschungen von WRIGHT und WOLFF geht nun aber hervor, daß sich die *spezifische und die unspezifische Immunisierung durch charakteristische Merkmale unterscheidet*. Da auch diese Ergebnisse für unsere Überlegungen am Krankenbett von großer Bedeutung sein können, geben wir hier eine Tabelle von WOLFF wieder, welche als das Ergebnis seiner *Bakterizidieversuche* aufgestellt ist und in manchen Punkten nach dem, was wir wissen, auch für andere Immunvorgänge zu Recht besteht.

Tabelle der Eigenschaften der spezifischen und unspezifischen
Immunisierung am Beispiel der Bakterizidie,
Untersuchungen von WOLFF und WRIGHT.

Spezifische Immunisierung.	Unspezifische Immunisierung.
1. Niemals im Serum.	1. Im Serum, jedoch gering, wechselnd und von kurzer Dauer.
2. Längere Zeit nötig, um sie zu erhalten; erst nach vielen Einspritzungen.	2. Sehr schnell; nach einer Einspritzung bereits nach 1—2 bis 4 Stunden.
3. Streng homoiolog; sogar häufig nur homolog.	3. Unspezifisch, unabhängig von der Art des eingespritzten Stoffes (verschiedene fremde Eiweiße, Vaccine, chemische Stoffe usw.).
4. Bleibt lange bestehen und geht nur langsam zurück.	4. Nach 1—2 Tagen verschwunden.
5. Ist an die Leukocyten gebunden.	5. Gebunden an Leukocyten (sofern Bakterizidie im Serum vorhanden ist, stammt sie aus den Leukocyten).

Für unsere praktischen Überlegungen am Krankenbett ist aus diesen Ergebnissen vor allen Dingen herauszustellen, daß die *spezifische Immunisierung zu ihrer Herbeiführung meist längere Zeit gebraucht, und daß sie dann lange anzuhalten pflegt, während die unspezifische Immunisierung schnell herbeigeführt werden kann und schnell wieder verschwindet.* Auch PFEIFFER betont in seinen Untersuchungen über unspezifische Resistenzsteigerung, daß diese Resistenzsteigerung schnell entsteht und nur kurze Zeit anhält. Es braucht nicht betont zu werden, daß wir die Methoden der spezifischen Immunisierung am Krankenbett dankbar anwenden werden, wenn wir nur irgend die Möglichkeit dazu haben. In den sehr vielen Fällen, wo aber eine solche Möglichkeit nicht vorliegt, haben wir in den unspezifischen Immunisierungsmethoden der unspezifischen Therapie noch häufig ein Mittel an der Hand, welches Erfolge verspricht. Bemerkenswert ist, daß die unspezifische Steigerung der Abwehrleistung nur eine kurzdauernde ist, die offenbar *zeitlich in enger Parallele steht zu den sonstigen Änderungen in vegetativen Regulationsvorgängen*, die wir als die typischen Folgeerscheinungen der unspezifischen Behandlung in früheren Abschnitten ausführlich dargestellt haben. Infolge der kurzen Dauer der Steigerung der Abwehrkräfte durch die unspezifischen Abwehrmaßnahmen kommen wir auch hier wieder auf die entscheidende Bedeutung der Frage der *Intervalle* für den Heilerfolg der unspezifischen Therapie. Wir verweisen auf die Darstellung dieser Frage in Abschn. VII.

Aus dem obengenannten Schema von WOLFF geht auch hervor, daß in diesem Sonderfall die bakterientötende Kraft des Blutes *lediglich an die Leukocyten gebunden* ist. Wenn diese aus dem Blute entfernt sind, ist die Bakterizidie nicht mehr nachweisbar. Im Anschluß an diese Feststellung läge es nahe, die Frage aufzurollen, wo letzten Endes die Immunstoffe gebildet werden und wie im einzelnen ihre Wirkung zustande kommt. Dieses Problem, welches die Fragen der *zellulären Immunität* und der *humoralen Immunität*, der *lokalen Immunität* und der *allgemeinen Immunität*, der Bedeutung von *Fermenten* und *Antifermenten* bei diesen Vorgängen in sich enthält, kann wiederum unmöglich im Rahmen dieser Schrift weiter ausgeführt werden. Wir verweisen wieder auf den 13. Band des Handbuches der normalen und pathologischen Physiologie. Nur insofern möchten wir auf einige dieser Fragen eingehen, als sie mit unseren in den übrigen Kapiteln gegebenen Darstellungen eine enge Berührung haben und man hierdurch in der Lage ist, bereits einige *durchgehende Gesetzmäßigkeiten* zu sehen.

Aus den oben wiedergegebenen Untersuchungen von WRIGHT und WOLFF ist zu erkennen, daß ein Teil der Immunitätsvorgänge an die *Leukocyten* gebunden ist. Es besteht hier offenbar ein Zusammenhang mit unserer früher gegebenen Darstellung, daß der Vermehrung der Leukocyten im Verlauf der unspezifischen Behandlungsmethoden ebenso wie ihrer Vermehrung bei natürlichen Infektionen eine wesentliche Rolle bei den Abwehrleistungen des Organismus zukommt. Auch noch in anderen Beziehungen läßt sich zeigen, daß die Ergebnisse der Immunitätsforschung in vieler Hinsicht einen Einblick gewinnen lassen in die Abwehrvorgänge, die nach der oben gegebenen Darstellung mit den gesetzmäßigen Änderungen in vegetativen Regulationsvorgängen einhergehen. Wir möchten in diesem Zusammenhang auf die große Zahl von Untersuchungen hinweisen, welche sich mit den Zusammenhängen zwischen dem *retikulo-endothelialen Zellsystem* und Immunitätsvorgängen befassen. Auf Grund dieser Untersuchungen ist man zu Auffassungen gekommen, „nach denen der gesamte retikulo-endotheliale Apparat im Mittelpunkt des Geschehens bei der Antigenspeicherung und der Antigenbildung steht" (SACHS). Es sei hier besonders auf die Arbeiten von BIELING und seinen Mitarbeitern hingewiesen. Dementsprechend wurde von KEINING, SIEGMUND und anderen Forschern der therapeutische Erfolg der Reizkörperwirkung, also der unspezifischen Therapie, zu einem wesentlichen Teil auf eine *Aktivierung der Retikulo-Endothelien zurückgeführt.* Vor allem haben die Untersuchungen von DIETRICH und OELLER, welche den Nachweis der Speicherung von Eiweißstoffen und sonstigen bei der unspezifischen Therapie verwandten Reizstoffen im retikulo-endothelialen System erbrachten, die Bedeutung dieses Systems für die unspezifische Therapie sehr unterstrichen, worauf auch MATTHES ausdrücklich hingewiesen hat. Für die große hier vorliegende Literatur verweisen wir auf die Monographie von BOERNER-PATZELT, GOEDEL und STANDENATH. Auch diese Auffassung, daß die aktiven Mesenchymzellen, zu denen der retikulo-endotheliale Apparat gehört, eine hervorragende Rolle bei Immunitätsvorgängen und bei der Wirkung der unspezifischen Immunität spielen, steht in Übereinstimmung mit unseren früher gegebenen Darstellungen über die Abwehrleistungen der Leukocyten bei natürlichen und auch beim künstlich herbeigeführten Ablauf der gesetzmäßigen Abwehrvorgänge. Wir wissen, daß den Änderungen im Blutbild, die wir oben beschrieben haben, entsprechende Veränderungen in den blutbildenden Organen zugrunde liegen, und daß an diesen Veränderungen, wenn sie irgendwie stärker ausgeprägt sind, auch regelmäßig die noch differenzierungsfähigen Zellen des aktiven Mesenchyms durch Produktion von weißen Blutzellen teilnehmen. Besonders auf Grund der Arbeiten von SIEGMUND, OELLER, DOMAGK und VON MÖLLENDORF haben wir erfahren, daß in dieser Weise jede natürliche Infektion, aber auch Einspritzungen von lebenden und toten Bakterien und anderen Reizstoffen, die in der unspezifischen Therapie eine Rolle spielen, regelmäßig von einer mehr oder weniger intensiven *mesenchymalen Reaktion* gefolgt sind. Wir verweisen in diesem Zusammenhang auch auf unsere eigenen früheren Untersuchungen, welche die Bedeutung des retikulo-endothelialen Systems für die Leukocytenveränderungen im zirkulierenden Blut zum Gegenstand haben (HOFF [7]).

Wenn hiernach also anzunehmen ist, daß in der Tat das retikulo-endotheliale System für die Abwehrvorgänge und für die unspezifische Therapie eine wichtige Rolle spielt, so ist es doch *einseitig,* diesen Zusammenhang so in den Vordergrund zu rücken, wie es manche Forscher tun. Ebensowenig, wie man das Wesen der unspezifischen Therapie mit den Ausdrücken Fiebertherapie oder Leukocytosetherapie oder Azidosetherapie hinreichend kennzeichnet, ist eine Erklärung der Wirkungen solcher Behandlungsmethoden lediglich durch die Veränderungen im retikulo-endothelialen Stoffwechselapparat ausreichend. Das dürfte aus unserer Darstellung der zahlreichen hierbei in Betracht kommenden Faktoren hervorgegangen sein und noch weiterhin hervorgehen.

Eine vielleicht noch stärkere Einseitigkeit in der Erklärung der Wirkung von unspezifischen Behandlungsmethoden liegt vor, wenn von einzelnen Forschern lediglich die Funktion der *Thrombocyten* als die Ursache der therapeutischen Wirkungen hingestellt wurde. Einige Untersuchungen könnten auf einen solchen Zusammenhang hindeuten. So konnten FREUND sowie DRESEL und FREUND zeigen, daß beim Kaninchen nach den verschiedensten unspezifischen Reizen, z. B. nach Einspritzungen von Caseosan und Typhusimpfstoffen, sowie nach Aderlässen und kurzen Röntgenbestrahlungen eine Vermehrung der anthrakociden Stoffe im Blut auftritt. Da nach GRUBER und FUTAKI diese auf Milzbrandbazillen wirkenden Stoffe durch *Blutplättchenzerfall* entstehen, nehmen DRESEL und FREUND an, daß die *unspezifische Reiztherapie über den Blutplättchenzerfall wirkt*; diese Theorie, daß engste Zusammenhänge zwischen Thrombopoese und Immunität und damit auch unspezifischer Therapie bestehen, wurde auf Grund umfangreichen Untersuchungen über die Thrombocyten und ihre Mutterzelllen, die Megakariocyten, besonders von H. C. FREY an der Klinik NAEGELIS ausgebaut. FREY geht davon aus, daß bei natürlichen Infektionen und nach unspezifischen Reizen, z. B. nach Proteinkörperinjektion, ein Zerfall der Thrombocyten innerhalb der Gefäße zustande kommt. Aus diesen zerfallenden Thrombocyten entstehen nach seiner Auffassung die *grobdispersen Bluteiweißstoffe*. Da nun nach den Untersuchungen von PICK, sowie von HERZFELD und KLINGER, DOERR und HALLAUER und anderen Autoren die *Antikörper lediglich an die grobdispersen Fraktionen des Bluteiweißes*, insbesondere an die Globulinfraktion gebunden sind, so daß in den feindispersen Bluteiweißen von den Albuminen an abwärts nie Antikörper nachgewiesen werden konnten, schließt FREY folgendermaßen: Die grobdispersen Bluteiweiße entstehen aus den zerfallenden Thrombocyten. Deshalb seien auch „die Antikörper als direkte Derivate der Thrombocyten und indirekte Abkömmlinge des thrombopoetischen Knochenmarks- und Riesenzellsystems aufzufassen". Die Proteinkörpertherapie „besteht hiernach in einer spezifischen Funktionssteigerung der abwehrstoffbildenden Thrombopoese". Diese seine hypothetische Darstellung sucht der Verfasser durch die rechnerische Überlegung zu unterstützen, daß durch den

Zerfall von 1 cm³ Thrombocyten die 3—12fache Menge Fibrinogen und auch 240 cm³ Eiweiß produziert werden könnten.

Wir können diesen Ansichten von H. C. FREY nicht folgen. Wie aus unserer Darstellung der zweiphasigen Vorgänge bei natürlichen Infektionen und bei unspezifischen Reizen auf S. 11 hervorgeht, laufen bei diesen Vorgängen hochgradige Stoffwechselerschütterungen ganz abgesehen von dem Thrombocytenzerfall ab. Wir erinnern an den hochgradigen *Anstieg des Gesamtstoffwechsels*, der nach Untersuchungen von KREHL im Anfang des Fiebers bei kräftigen Personen bis zu 60% gesteigert werden kann, ferner an den *vermehrten Eiweißzerfall* und den Zerfall von Leukocyten und sonstigen Körperzellen, der sich in *hochgradigen Steigerungen der Stickstoff- und Harnsäureausscheidung* zu erkennen gibt. Daß sich bei diesem Sachverhalt die grobdispersen Bluteiweißstoffe und damit auch die *Antikörper gerade aus dem Thrombocytenzerfall* herleiten sollen, scheint uns *recht unwahrscheinlich* zu sein. Es wird richtig sein, den Thrombocytenzerfall, den FREY in den Mittelpunkt der Erklärung von Immunvorgängen und unspezifischer Therapie stellt, als *ein Glied* einzuordnen in die zahlreichen sonstigen bei Infektionen und unspezifischen Reizen ablaufenden Veränderungen im Organismus. Man würde in dem Schema auf S. 11 hinzufügen können: In der ersten Phase vermehrter Thrombocytenzerfall, in der zweiten Phase Thrombocytenanstieg. Es ist allerdings zu betonen, daß wir bei unseren Untersuchungen über den Einfluß von Bakterienstoffen auf das Blut und über die Wirkung von Pyriferinjektionen durchaus nicht regelmäßig ein solches Verhalten der Thrombocyten, wie es FREY beschreibt, feststellen konnten.

Es ist wahrscheinlich, daß auch die Thrombocyten bei den Abwehrvorgängen, welche bei natürlichen Infektionen und bei der künstlichen Auslösung der Abwehrvorgänge durch unspezifische Therapie ablaufen, eine Rolle im Sinne der von FREUND und DRESEL und FREY gegebenen Darstellung haben; die *führende Rolle* aber, die FREY dem Zusammenhang zwischen Thrombopoese, Immunität, sowie unspezifischer Therapie zuschreibt, scheint uns eine *einseitige Auffassung* ohne Berücksichtigung vieler anderer gleich wichtiger hierbei mitwirkender Faktoren zu sein.

Ähnlich wie mit den Thrombocyten steht es mit der Bedeutung der *Lipoide* bei Abwehrvorgängen. Wir haben in dem Schema der zweiphasigen Reaktionen auf S. 11 auseinandergesetzt, daß mit dem Fieber der Cholesterinspiegel abfällt, um nachher wieder anzusteigen, und auf Abb. 3 (S. 15) ist diese Gesetzmäßigkeit am Beispiel unserer Untersuchungen über die Wirkung von Bakterienstoffen auf den menschlichen Organismus ebenfalls gezeigt worden. Daß eine solche Gesetzmäßigkeit bei natürlichen Infektionskrankheiten regelmäßig erkennbar ist, entspricht der Darstellung von BACMEISTER und HENES, STEPP, CHAUF-

FARD, LAROCHE und GRIGAUT, BÜRGER, LEUPOLD und BOGENDÖRFER und zahlreichen anderen Autoren. Es ist nicht erstaunlich, daß auch diese Gesetzmäßigkeit wiederum ein Anlaß gewesen ist, die Bedeutung der Lipoide in den Mittelpunkt von Erklärungsversuchen über Immunität und Abwehrleistung zu rücken. Für die Annahme von engen Beziehungen zwischen Lipoidhaushalt und Abwehrvorgängen sprechen insbesondere Untersuchungen von MULON und PORAK, DIETRICH und KAUFMANN, CLEVERS und GOORMAGHTIGH sowie LEUPOLD und BOGENDÖRFER, welche experimentell bewiesen, daß die nach Injektion gewisser Toxine, vor allem des Diphtheriegiftes eintretende *Cholesterinverarmung des Blutes durch eine Bindung des Cholesterins an die toxischen Substanzen* zustande kommt. Es wurde ferner im Anschluß an die wichtigen Untersuchungen WASSERMANNS über die tetanustoxinneutralisierende Eigenschaft der Gehirnsubstanz von zahlreichen Autoren festgestellt, daß die verschiedenartigsten Lipoidstoffe (Lecithin, Cholesterin, Seifenemulsionen, Galle, Lipoide der weißen und grauen Gehirnsubstanz) bakterielle und tierische Toxine in wechselnden Mengen zu binden vermögen (Literatur siehe bei SCHLOSSBERGER). Insbesondere von LEUPOLD und BOGENDÖRFER wurde auf Grund dieser Untersuchungen die Annahme vertreten, daß die *Lipoide* für die Abwehrvorgänge des Organismus von *entscheidender Bedeutung* seien, und daß insbesondere die Widerstandsfähigkeit des Organismus bakteriellen Toxinen gegenüber lediglich vom Cholesteringehalt des Blutes abhängig sei.

Wir sehen also auf Grund der oben geschilderten Zusammenhänge, daß einmal auch hier eine Brücke zwischen den Ergebnissen der Immunitätswissenschaft und unserer oben gegebenen Darstellung der zweiphasigen Abwehrreaktion, die aus klinischen Untersuchungen gewonnen ist, geschlagen werden kann; andererseits ist auch ohne weiteres erkennbar, daß auf Grund unserer Darstellung auch die *Änderungen im Lipoidhaushalt* nur als *ein Glied unter vielen* und nicht als entscheidender Faktor der Abwehrvorgänge angesehen werden müssen.

Bei einem *Rückblick* ergibt sich, daß bei den Abwehrleistungen des Organismus, wie sie bei Infektionen und unspezifischen Reizen zustande kommen, eine große Reihe von verschiedenen Faktoren eine Rolle spielt, daß man wohl die Bedeutung jedes einzelnen Faktors experimentell erhärten kann, daß andererseits die große Zahl der *Einzelfaktoren aber irgendwie gesetzmäßig untereinander gekoppelt* ist, so daß sie nach ganz bestimmten Regeln gleichzeitig in Funktion treten. Die Regelmäßigkeit dieses Parallelismus etwa von Fieber, Leukocytose, Azidose, Thrombocytenabfall, Cholesterinabfall, mesenchymaler Reaktion und Resistenzänderung läßt ohne weiteres die Frage aufkommen, ob diese zunächst so verschiedenartigen Faktoren, die offenbar doch zur gemeinsamen Aufgabe der Abwehr verbunden sind, einer *gemeinsamen führenden*

Regulation unterliegen. Wir werden diese Frage im nächsten Kapitel, dem Abschn. XI, noch ausführlicher erörtern, möchten aber hier im Rahmen der Betrachtungen über unspezifische Therapie und Immunität bereits einige einschlägige Tatsachen berichten.

Wir haben bereits Beispiele für das Vorliegen von cellulären Immunkräften (Leukocyten, Thrombocyten, retikulo-endotheliales System) und von humoralen Immunkräften (Blutcholesteringehalt) kennengelernt. Diese Immunkräfte sind zum Teil auch außerhalb des Organismus in vitro zu studieren, wie es etwa für die Versuche von WRIGHT und WOLFF gilt. Es haben sich nun aber verschiedene Forscher die Frage vorgelegt, ob diese im peripherischen Blut nachweisbaren Abwehrvorgänge vielleicht irgendwie von übergeordneten Regulationseinrichtungen beherrscht werden, ob insbesondere ein *Einfluß des Zentralnervensystems* auf Immunvorgänge vorhanden ist.

Zunächst ist nun einmal festzustellen, daß die Tatsache, daß celluläre und humorale Abwehrvorgänge auch unabhängig von zentralen Einflüssen ablaufen *können*, experimentell sichergestellt ist. So konnten STRASSMANN und SCHÜRER zeigen, daß der anaphylaktische Schock, der letzten Endes ja auch auf immun-biologischen Vorgängen beruht, zustande kommen kann, auch wenn Großhirn und basale Ganglienzellen entfernt und Rückenmark und Vagusnerven durchschnitten sind. Das Auftreten des anaphylaktischen Schocks ohne Mitwirkung des Zentralnervensystems entspricht der Auffassung von DOERR, daß der Sitz dieser Reaktion peripherisch, und zwar im Kapillarendothel zu suchen ist. Wenn auf Grund dieser Untersuchungen die *Möglichkeit des Ablaufes von Immunvorgängen auch ohne zentrale Einflüsse* bewiesen ist, so geht aus anderen Untersuchungen hervor, daß in der Tat zum mindesten bei einer Reihe von immun-biologischen Vorgängen eine zentrale Regulation, und zwar ein *Einfluß des Zentralnervensystems* vorhanden ist.

Ein solcher nervöser Einfluß auf Abwehrvorgänge ging zunächst aus interessanten Untersuchungen von METALNIKOW hervor, welcher zeigen konnte, daß bei Raupen eine Immunisierung gegen Bakterien nicht möglich ist, wenn das dritte thorakale Ganglienpaar entfernt wurde, während die Zerstörung der Hals- und Bauchganglien ohne Einfluß auf die Immunisierung war. Insbesondere sind hier aber sehr wichtige Untersuchungen von BOGENDÖRFER zu nennen. Dieser Forscher untersuchte im Tierversuch die Agglutininbildung bei Infektion mit den Paratyphus-b-Bazillen. Er konnte in klaren Versuchsanordnungen zeigen, daß die *Agglutininbildung nach Halsmarkdurchtrennung ausbleibt*, dagegen nicht nach Brustmarkdurchschneidung. Ferner wies BOGENDÖRFER nach, daß die Agglutininbildung ebenfalls nicht zustande kommt, wenn den Tieren Ergotamin (Gynergen) injiziert wurde. Nach

ROTHLIN erstreckt sich die lähmende Wirkung des Ergotamins nicht nur auf die sympathisch fördernden, sondern auch auf die sympathisch hemmenden Fasern. BOGENDÖRFER kommt auf Grund dieser Untersuchungen zu dem Schluß, daß *für die Agglutininbildung übergeordnete Zentren im Zentralnervensystem erforderlich* sind, und daß von hier aus zu den Erfolgsorganen *sympathische Fasern* verlaufen, welche durch Halsmarkdurchschneidung durchtrennt und durch Gynergen gelähmt werden können. Diese Bedeutung der sympathischen Innervation für die Agglutininbildung steht in Übereinstimmung mit älteren Untersuchungen von ROSENTHAL und HOLZER, welche bei immunisierten Menschen zu dem Ergebnis kamen, daß *sympathische Reize im fördernden Sinne auf den Agglutininspiegel des Blutes, parasympathische Reize dagegen im hemmenden Sinne* einwirken.

Wir haben also in diesem Abschnitt gesehen, daß *Immunvorgänge bei der Wirkung der unspezifischen Therapie eine hervorragende Rolle* spielen, daß diese Therapie sowohl eine *unspezifische Resistenzsteigerung* als auch *eine Steigerung von spezifischen Immunitätsvorgängen* bei durch eine Krankheit sensibilisierten Organismen herbeiführen kann. Ferner wurde gezeigt, daß diese Immunvorgänge einen *Zusammenhang* mit den *Leukocyten* und dem *retikulo-endothelialen System*, mit den *Thrombocyten* und dem *Cholesterinhaushalt* haben, daß aber auch bestimmte Immunvorgänge in *Abhängigkeit vom nervösen Zentralorgan* stehen.

XI. Unspezifische Behandlung und vegetative Regulation.

Wir haben im vorigen Abschnitt gesehen, daß die Abwehrvorgänge im Organismus teilweise einer übergeordneten Regulationseinrichtung gehorchen, und daß insbesondere nach den Untersuchungen von BOGENDÖRFER die Bildung von Agglutininen von vegetativen Zentren im Zentralnervensystem, die oberhalb des Halsmarks liegen, abhängt. Es ist nun von großer Wichtigkeit, sich darüber klar zu werden, daß auch eine ganze Reihe der sonstigen Reaktionsveränderungen im Organismus, welche für den Ablauf der Abwehrfunktionen charakteristisch sind, von solchen *zentralnervösen Einrichtungen* beherrscht werden. Seit den Untersuchungen von ISENSCHMID und KREHL, FREUND und GRAFE, FREUND und STRASSMANN und CITRON und LESCHKE wissen wir, daß auch die *Wärmeregulation* von zentralnervösen Einrichtungen oberhalb des Halsmarks beherrscht wird, und daß das Tuber cinereum des Zwischenhirns hier als führender Teil anzusehen ist. Ähnlich wie nach Halsmarkdurchschneidung die Bildung gewisser Antikörper nicht mehr zustande kommt, erlischt auch durch diesen Eingriff die Fähigkeit von homoithermen Tieren, auf eine Infektion mit Fieber zu reagieren.

Auch die Fieberbewegungen, die hiernach ebenfalls von zentralnervösen Regulationen beherrscht werden, haben wir oben als einen charakteristischen Faktor der Abwehrvorgänge beschrieben.

In eigenen Untersuchungen (HOFF und VON LINHARDT) haben wir zeigen können, daß ähnliche Gesetzmäßigkeiten wie für die Wärme-

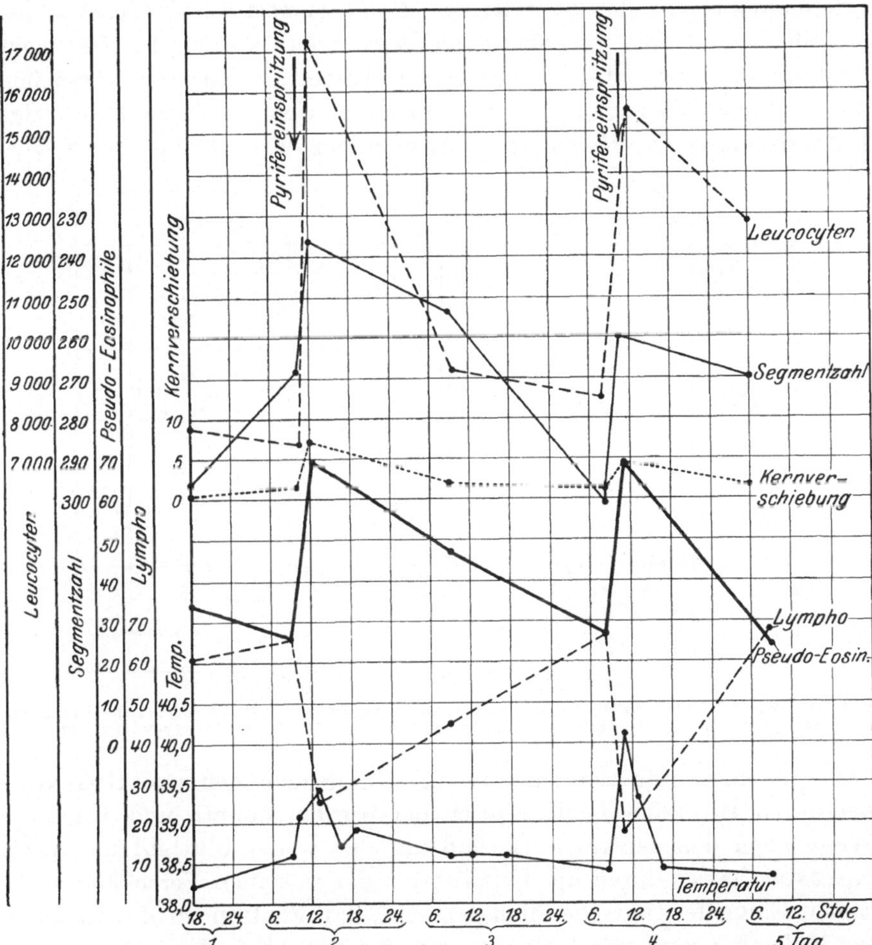

Abb. 13. Gesetzmäßige Reaktionsfolge der Leukocyten auf Einspritzung von Bakterienstoffen beim Kaninchen. Nach HOFF u. VON LINHARDT: Z. exper. Med. 63.

regulation auch für die bei natürlichen Infektionen und bei unspezifischen Reizen auftretenden *Blutbildveränderungen* vorhanden sind. Da es sich hierbei um eine Erkenntnis aus jüngster Zeit handelt, mag diese Tatsache durch einige Abbildungen aus unseren experimentellen Untersuchungen belegt werden. Aus Abb. 13 ist zu ersehen, daß die Kaninchen auf Einspritzung von Bakterienstoffen im Hinblick auf die Veränderungen des Blutbildes in gleicher Weise reagieren, wie es in den vorhergehenden Abschnitten der Arbeit beim Menschen als charakteristisch für die Bakterienwirkung und auch als charakteristisch für andersartige Fieberbewegungen, wie Malariafieber usw. zur Darstellung gebracht ist. Auf der folgenden Abb. 14 ist zu erkennen, daß diese charakteristischen durch Bakterienstoffe auslösbaren Leukocytenbewegungen, die *gesetzmäßige Reaktionsfolge der Leukocyten*, bei den gleichen Tieren *vollständig ausbleibt*, wenn vorher das *Halsmark durchschnitten* ist. Interessanterweise kamen in unseren Versuchen die Leukocytenbewegungen noch zustande, wenn nur eine halbseitige Durchtrennung des Halsmarks vorgenommen war. Diese unsere Ver-

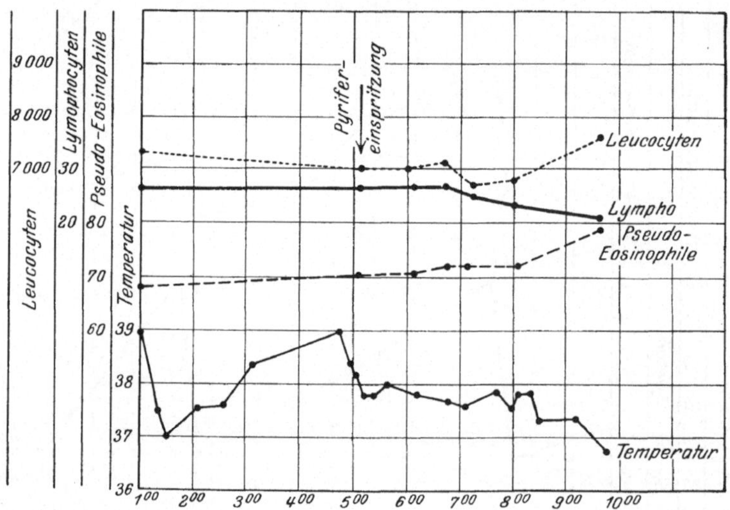

Abb. 14. Verhalten des Blutbildes auf Einspritzung von Bakterienstoffen bei einem Kaninchen mit durchschnittenem Halsmark. Nach Hoff u. von Linhardt: Z. exper. Med. 63.

suchsergebnisse stimmen überein mit Untersuchungen von Rosenow, der durch Hirnstich Leukocytosen hervorrufen konnte und auf diese Weise auch den zentralen Einfluß auf das weiße Blutbild nachwies. Rosenow hat es durch die Lokalisation der in seinen Versuchen wirksamen Eingriffe wahrscheinlich gemacht, daß Zentren im *Zwischenhirn* für die Leukocytenveränderungen verantwortlich sind. Auch Borchardt hat sich neuerdings auf Grund von Wärmestichversuchen bei Tieren für die Annahme einer Beeinflussung des weißen Blutbildes vom Gehirn aus erklärt. Unsere Annahme einer *zentralnervösen Regulation des Blutes* ist also durch unsere eigenen Untersuchungen und durch verschiedene unabhängige gleichsinnige Beobachtungen gestützt.

Ferner ist darauf hinzuweisen, daß auch der vermehrte *Eiweißzerfall*, der nach dem Schema auf S. 11 charakteristisch für die erste Phase der Änderungen nach Infektionen und unspezifischen Reizen ist, ebenfalls nach den Untersuchungen von Freund und Grafe eine solche

Abhängigkeit von zentralnervösen Regulationseinrichtungen aufweist. Die genannten Forscher konnten bei Tieren mit Halsmarkdurchschneidung zeigen, daß die Einspritzung verschiedener Krankheitserreger und auch von Heuinfus keine Änderung der Wärmebildung und der täglichen Stickstoffausscheidung im Vergleich mit den Werten vor der Infektion hervorruft. Schließlich haben in jüngster Zeit GRAFE und GRÜNTHAL auch Untersuchungen veröffentlicht, auf Grund welcher eine zentrale Regulation des *Gesamtstoffwechsels* vom Zwischenhirn aus anzunehmen ist.

Wenn wir diese Angaben überblicken, so finden wir also übereinstimmend, daß eine ganze Reihe von Reaktionen im Organismus, die nach unserer Darstellung *wichtige Teilerscheinungen der Abwehrvorgänge* bei Infektionen und unspezifischen Maßnahmen sind, *vom Zentralnervensystem aus,* und zwar offenbar *von vegetativen Zentren im Zwischenhirn aus gesteuert* werden. *Nach Ausschaltung dieser zentralnervösen Regulation,* wie sie z. B. durch Halsmarkdurchschneidung experimentell herbeigeführt werden kann, *kann weder die Entstehung bestimmter Immunkörper noch die Temperatursteigerung und ebensowenig die kennzeichnenden Veränderungen des Blutbildes, des vermehrten Eiweißzerfalles und des Gesamtstoffwechsels zustande kommen.*

Auf Grund dieser Feststellungen kommen wir also zu dem Ergebnis, daß das *vegetative Nervensystem* bei den Abwehrvorgängen und damit auch bei der unspezifischen Therapie eine hervorragende Rolle spielt, und es wird jetzt klar, weswegen wir im ganzen Verlauf unserer Darstellung immer besonderen Wert darauf gelegt haben, daß *vegetative Regulationsvorgänge* durch die Maßnahmen der unspezifischen Therapie und auch durch den normalen Ablauf von Infektionen in entscheidender Weise geändert werden. Die Bedeutung des vegetativen Nervensystems für die unspezifischen Behandlungsmethoden ist demnach auch von einer Reihe von Autoren schon wiederholt sehr unterstrichen worden. So hat E. P. PICK in seinem Referat während der Hamburger Naturforscherversammlung ausgeführt: „Bei den meisten therapeutischen Errungenschaften der neueren Zeit, bei der Reizkörper- und Fiebertherapie, muß der Umstimmung des vegetativen Nervensystems der nahezu allein entscheidende Anteil am Erfolg zugesprochen werden."

Nun scheint es uns aber wiederum *nicht richtig, das vegetative Nervensystem als solches allein in den Vordergrund dieser Regulationseinrichtungen zu stellen.* In dem Zusammenwirken der vegetativen Regulationen ist, wie besonders F. KRAUS in eindrucksvollen Darstellungen gezeigt hat, auch das vegetative Nervensystem nur ein dienendes Glied im Rahmen zahlreicher anderer ineinandergreifender Faktoren. Wir werden noch sehen, daß sowohl Reizungen des vegetativen Nervensystems Änderungen bestimmter vegetativer Regulationsvorgänge nach sich ziehen können, als daß auch umgekehrt primäre Änderungen bestimmter anderer Faktoren der vegetativen Regulation, z. B. des Säurebasenhaushaltes oder des Elektrolythaushaltes, von sich aus Erregungsänderungen im vegetativen Nervensystem hervorrufen können.

Wir wollen mit diesen Feststellungen darauf hinauskommen, daß wir nicht im Sinne von PICK dem vegetativen Nervensystem den nahezu allein entscheidenden Anteil am Erfolg der unspezifischen Therapie zusprechen, daß wir vielmehr einen größeren Zusammenhang, den *Zusammenhang der gesamten vegetativen Regulationsvorgänge* als die *Grundlage eines Verständnisses der Abwehrvorgänge und der unspezifischen Therapie* ansehen müssen.

Nun könnte man glauben, daß die Heranziehung des Begriffes der vegetativen Regulationen für die Erklärung der unspezifischen Veränderungen im Organismus wieder nur ein kurzes Schlagwort darstellt, das über die tatsächlichen Einzelheiten des Reaktionsablaufes ebensowenig Präzises aussagt wie etwa andere bereits häufig gebrauchte Begriffe wie z. B. Leistungssteigerung, Umstimmung, Protoplasmaaktivierung, Kolloidtherapie, Resistenzsteigerung, omnicelluläre Wirkung usw. Eine solche Auffassung ist aber nicht richtig, da über die Zusammenhänge der vegetativen Regulationsvorgänge eine ganze Reihe von wichtigen Gesetzmäßigkeiten bekannt sind, die sich, wie wir sehen werden, auch für die unspezifische Therapiewirkung als gültig beweisen lassen. Wir haben im vorigen Abschnitt auseinandergesetzt, daß die verschiedenen Einzelfaktoren, die in ihrer Gesamtheit den Ablauf der Abwehrvorgänge darstellen, im Experiment einzeln nachweisbar sind und zunächst untereinander sehr unterschiedlich erscheinen, daß man aber sich des Eindruckes nicht erwehren kann, diese verschiedenen Faktoren seien sinnvoll untereinander gekoppelt und eine gewisse Zwangsläufigkeit des gleichzeitigen Geschehens der verschiedenen Einzelvorgänge erkennbar. Dies gilt in noch viel ausgesprochenerer Weise für die Zusammenhänge, die wir unter dem Begriff der vegetativen Regulationen zusammenfassen möchten.

Nun sind die Gesetzmäßigkeiten, welche das Ineinandergreifen der vegetativen Regulationsvorgänge bestimmen, so zahlreich und auf den ersten Blick so verwirrend, daß es zunächst für denjenigen, der sich nicht dauernd mit diesen Fragen beschäftigt, schwer ist, die durchgehende Gesetzmäßigkeit zu erkennen. Um selbst in diesem unübersichtlichen Gebiet für das Gedächtnis eine Hilfe zu haben, bin ich gewöhnt, mir die hier ablaufenden Vorgänge an einer schematischen Darstellung zu versinnbildlichen. Auch hier möchten wir, um in einfacher Weise zu einer klaren Darstellung zu kommen, den Versuch wagen, die wichtigsten hierher gehörigen Zusammenhänge einmal grobschematisch zusammenzufassen. Es bedarf keiner Ausführung, daß bei der unendlichen Schwierigkeit, hier alle vorliegenden Zusammenhänge zu übersehen, dieses Schema wie jedes Schema für biologische Zusammenhänge der Fülle der in der Natur vorhandenen Einzelfälle gegenüber zu eng ist.

Auf dem beigegebenen *Schema* (Abb. 15) sind die Glieder der vegetativen Regulationsvorgänge als Kreise bzw. als Räder dargestellt, welche eine dunkle und eine helle Hälfte haben und welche um ihren Mittelpunkt drehbar gedacht sind, wobei die Drehung eines jeden Rades zwangsläufig *wie bei ineinandergreifenden Zahnrädern* auch die Drehung der Nachbarräder herbeiführt. Die Drehung irgendeines beliebigen Rades ruft also gleichzeitig eine Drehung des ganzen Systems hervor. Wenn man sich die Zwangsläufigkeit, in der die Räder miteinander verzahnt sind, einen Augenblick überlegt, so ist es ohne weiteres klar, daß bei Drehung irgendeines Rades um 90° immer alle hellen Hälften der Räder nach oben gewandt und dann alle dunklen Hälften nach unten gewandt stehen, oder umgekehrt. Wenn z. B. das erste Rad um 90° nach links gedreht wird, so steht seine helle Hälfte, welche die Aufschrift Sympathicus trägt, nach oben, und gleichzeitig die hellen

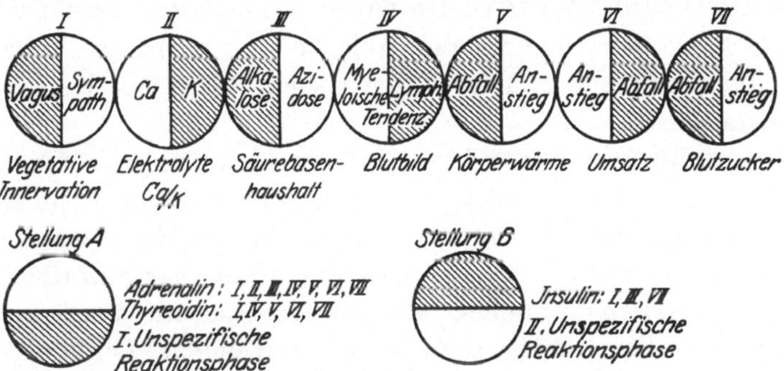

Abb. 15.   Schema zur Darstellung des Zusammenhanges der vegetativen Regulationsvorgänge.

Hälften aller anderen Räder. Nun bedeutet das Obenstehen einer bestimmten Hälfte eines Rades das Überwiegen der auf dieser Hälfte eingetragenen vegetativen Reaktionslage über die entgegengesetzte Einstellung, die auf der anderen Hälfte, also der unteren Hälfte des Rades, aufgeschrieben ist.

Wenn durch die Drehung irgendeines Rades und damit aller Räder eine Stellung herbeigeführt ist, bei der die *hellen Hälften oben* stehen — wir wollen diese Stellung als *A-Stellung* bezeichnen —, so ergibt sich, daß folgende Einstellungen der vegetativen Regulationen vorwiegen: Sympathicus, Calcium, Azidose, myeloische Tendenz des Blutbildes, Fieberanstieg, Umsatzanstieg, Blutzuckeranstieg.

Wenn dagegen die *dunkle Hälfte der Räder oben steht* (*B-Stellung*), so überwiegen Vagus, Kalium, Alkalose, lymphatische Tendenz, Temperaturabfall, Umsatzabfall und Blutzuckerabfall.

Diese durch das Schema angedeuteten entgegengesetzten Gesetzmäßigkeiten, die für die gegenseitigen Beziehungen der einzelnen Faktoren der vegetativen Regulation entscheidend sind, sind nun in der Tat nach unseren bisherigen Kenntnissen weitgehend wirklich vorhanden. Aus den Untersuchungen von KRAUS und S. G. ZONDEK wissen wir, daß engste Zusammenhänge zwischen Übergewicht des Sympathicus und Calciumübergewicht und auf der anderen Seite zwischen Vagotonie und vermehrter Kaliumwirkung vorhanden sind. Daß die azidotische

Einstellung des Säurebasenhaushaltes enge Beziehungen zur Sympathicotonie, die alkalotische zur Vagotonie hat, geht ebenfalls aus den Untersuchungen von KRAUS und ZONDEK hervor (Rad 1, 2, 3 des Schemas). Auch DRESEL sieht Sympathicotonie bei azidotischer, Vagotonie bei alkalotischer Einstellung der Körpersäfte. VOLLMER setzte die OH- und K-Ionenwirkung nach seinen schönen Experimenten mit Vagusreizung gleich, H- und Ca-Ionen mit Sympathicuswirkung. Ebenfalls die Untersuchungen von GOTTSCHALK und POHLE, GIGON, TORRES und UMANA liegen in gleicher Richtung. Auch ABDERHALDEN und WERTHEIMER fanden bei Azidose eine erhöhte Erregbarkeit des Sympathicus. Daß aber auch die Zwangsläufigkeit zwischen Rad 2 und 3 des Schemas, zwischen Azidose und Calciumübergewicht zu Recht besteht, geht aus den Untersuchungen von RONA und TAKAHASHI, FREUDENBERG und GYÖRGY, BENATT und HÄNDEL, BIGWOOD und anderen Forschern hervor, welche als Folge der zunehmenden Azidose eine vermehrte Dissoziation des Calciums und ein relatives Überwiegen über das Kalium nachweisen konnten.

Daß weiterhin das *Blutbild* sich entsprechend den hier dargestellten Zusammenhängen der vegetativen Regulationsvorgänge verhält, haben wir früher in ausführlichen Untersuchungen gezeigt (HOFF [9 und 10]) und ist auch im Verlauf dieser Arbeit wiederholt erkennbar geworden. Unter myeloischer Tendenz verstehen wir Leukocytose mit Vermehrung der Knochenmarkszellen, unter lymphatischer Tendenz Leukocytenabfall mit relativer Lymphocytose. Wir haben an anderem Ort ausführlich begründet, daß Überwiegen des Sympathicus zu myeloischer Tendenz, Überwiegen des Parasympathicus zu lymphatischer Tendenz führt. Daß auch die Elektrolyte auf das Blut einen Einfluß haben, zeigen Untersuchungen von WOLLHEIM, in denen besonders die Beziehungen zwischen Leukocytose (myeloische Tendenz) und Calciumvermehrung erkennbar sind. Daß die myeloische Tendenz des Blutbildes gleichzeitig mit Azidose, mit Temperaturanstieg, Umsatzsteigerung und Blutzuckersteigerung zustande kommt, entspricht unseren Befunden, die oben in der Tabelle auf S. 11 zusammengefaßt wurden, und wurde experimentell von uns in früheren Arbeiten bewiesen. Es ergibt sich also, daß in der Tat das Überwiegen der myeloischen Tendenz (das Obenstehen der weißen Hälfte von Rad 4) im engsten Zusammenhang mit dem Überwiegen der weißen Hälfte sämtlicher Räder von 1 bis 7 steht.

Die Einordnung der Körperwärme in diese Gesetzmäßigkeiten wurde schon bei den bisherigen Angaben wiederholt berührt. Wir verweisen besonders auf die Darstellung von TOENNIESSEN in dem Werke von L. R. MÜLLER über die Lebensnerven und auf die Untersuchungen von MEYER und GOTTLIEB, nach denen der Fieberanstieg mit Er regungserscheinungen des Sympathicus, die Temperatursenkung mit parasympathischer Innervation einhergeht. Das Zusammenfallen von Fieber und Azidose sowie myeloischer Verschiebung des Blutes ist genugsam aus den früheren Abschnitten unserer Arbeit hervorgegangen. Das gleiche gilt für die Änderungen des Umsatzes und für die Blutzuckerschwankungen, deren Übereinstimmung mit den übrigen Faktoren der vegetativen Regulation entsprechend dem Schema bereits aus der Tabelle auf S. 11 hervorgeht. Es sei hier nur noch darauf hingewiesen, daß nach den übereinstimmenden Angaben von GIGON, HIRSCH, NAITO, SATAKÉ und ITO regelmäßig mit der Azidose eine Neigung zu Anstieg des Blutzuckers einhergeht, und daß andererseits nach den Untersuchungen von JAHN und STURM aus der ROMBERGschen Klinik die azidotische Stoffwechselrichtung mit Steigerung des Grundumsatzes und die alkalotische Stoffwechselrichtung mit Herabsetzung des Grundumsatzes einhergeht. Auch diese Angaben entsprechen also den aus unserem Schema ablesbaren Zusammenhangen.

Es muß betont werden, daß diese Darstellung natürlich insofern grobschematisch ist, als nicht regelmäßig sämtliche nach dem Schema zu erwartenden Abweichungen der vegetativen Regulationen gleichmäßig deutlich ausgesprochen vorhanden sind. So gibt es zweifellos Zustände von Azidose mit myeloischer Linksverschiebung und Änderungen im Mineralhaushalt, ohne daß gleichzeitig Fieber vorhanden ist (z. B. experimentelle Salmiakazidose), und manche anderen Zustände, bei denen die nach dem Schema zu fordernden Gesetzmäßigkeiten nur teilweise zu sehen sind. Wesentlich ist aber, daß, wenn Abweichungen in diesen vegetativen Regulationsvorgängen vorkommen, diese in der überwiegenden Mehrzahl der Beobachtungen im Sinne der dargestellten Gesetzmäßigkeiten verlaufen.

Ferner ist zu betonen, daß *diese Zwangsläufigkeit der gegenseitigen Abhängigkeit der vegetativen Regulationsvorgänge am deutlichsten bei kurzdauernden Verschiebungen* des vegetativen Gleichgewichtes erkennbar ist, wie wir das an dem in diesem Zusammenhang besonders wichtigen Beispiel der kurzdauernden Fieberzustände und auch am Beispiel der Adrenalinwirkung darstellen werden, daß dagegen bei *länger dauernden Abweichungen* von dem Normalzustand sich alsbald Regulationseinrichtungen des Organismus erkennbar machen, welche *der vorliegenden Abweichung von der Normallage entgegenwirken.* Derartige *übergeordnete Regulationen*, welche in die innere Zwangsläufigkeit der gegenseitigen Abhängigkeit der vegetativen Regulationsvorgänge eingreifen, sind im Interesse der Erhaltung des Organismus erforderlich. Infolge der gegenseitigen Abhängigkeit der Regulationen, bei der z. B. im Sinne der Stellung A des Schemas die Sympathicotonie die Azidose, die myeloische Tendenz, den Temperaturanstieg und die Umsatzsteigerung unterstützt, während diese Faktoren von sich aus wieder die sympathicotonische Reaktionslage verstärken, würden sonst extremste Verschiebungen der Gesamtregulation nach der einen oder anderen Richtung entstehen.

Die der geschilderten Wechselwirkung der vegetativen Regulation übergeordneten Einrichtungen sind insbesondere die *Hormone der Drüsen mit innerer Sekretion* und die *zentralnervösen vegetativen Apparate* besonders des *Zwischenhirns.* Gerade diese in die vegetativen Regulationsvorgänge eingreifenden Einrichtungen lassen aber wiederum erkennen, daß in der Tat die entgegengesetzten Einstellungen der vegetativen Regulationsvorgänge, welche in der Stellung A und der Stellung B des Schemas zum Ausdruck kommen, von grundsätzlicher Bedeutung sind. Am deutlichsten ist dies Gesetz abzulesen aus der Wirkung des Nebennierenhormons *Adrenalin.* Dieser Stoff führt zu einer A-Stellung des Schemas (helle Hälfte oben an sämtlichen Rädern von 1 bis 7). Adrenalin ist das typische Sympathicuserregungsmittel. Es führt zu vermehrter Calciumwirkung nach KRAUS und ZONDEK, zur Azidose nach GIGON, zur myeloischen Tendenz nach FALTA, HOFF, SCHÖN und WALTERHÖFER, zum Anstieg der Körpertemperatur nach MEYER und GOTTLIEB und TOENNIESSEN, zum Anstieg des Grundumsatzes nach BORNSTEIN, ERICHSON und HITCHCOCK und schließlich, wie allgemein bekannt, auch zu Blutzuckersteigerung.

Bei anderen Hormonen ist die Beeinflussung der vegetativen Regulationen im Sinne des oben gegebenen Schemas nicht so lückenlos erkennbar; soweit aber Änderungen nachweisbar sind, fügen sie sich im allgemeinen auch dem dargestellten Schema ein. Das *Thyreoidin* z. B. führt zu einer A-Stellung der Glieder 1, 4, 5, 6 und 7 des Schemas. Es macht sympathicotonische Zustände, bei *kurzdauernder* Einwirkung führt es zu myeloischer Tendenz und zu einer gleichartig zu bewertenden Vermehrung der oxydasepositiven Zellen in den blutbildenden Organen (STOCKINGER), ferner zu Temperaturanstieg, Grundumsatzerhöhung und Blutzuckeranstieg, wie sie uns aus dem Krankheitsbild des Morbus Basedow geläufig sind. Ebenfalls das *Hormon der Nebenschilddrüse* wirkt, soweit ein Einfluß auf die Glieder der vegetativen Regulation erkennbar ist, im Sinne einer A-Stellung des Schemas, und zwar auf die Glieder 2, 3 und 4 ein. Wir können, wie COLLIP gezeigt hat, mit diesem Hormon die Tetanie bekämpfen, indem wir den tiefen Stand des Blutcalciums außerordentlich heben und die alkalotische Stoffwechselrichtung zum Verschwinden bringen. Ferner haben PELLATHY und FERNBACH gezeigt, daß das Parathormon auch eine myeloische Tendenz des Blutbildes, ähnlich der Adrenalin- und Thyreoidinwirkung hervorruft. — Das *Insulin* schließlich führt zu einer B-Stellung der Glieder 1, 3 und 7. Es wirkt dem zuckermobilisierenden Adrenalin entgegen und führt gleichzeitig zu einer Beseitigung der Azidose und einem Abfall des Blutzuckers.

Wir sehen an diesen Beispielen, daß die Hormone an den verschiedensten Gliedern der vegetativen Regulationsvorgänge einen Angriffspunkt haben, das Adrenalin an sämtlichen, das Insulin vorzüglich am Zuckerhaushalt, das Sekret der Nebenschilddrüse in erster Linie am Kalkhaushalt, daß aber bei dem gleichen Hormon die Wirkung auf die verschiedenen von ihnen erfaßten Glieder der vegetativen Regulationen immer gleichsinnig im Sinne des Schemas ist, daß entweder eine A-Stellung oder eine B-Stellung herbeigeführt wird.

Besonders die *zentralnervösen Regulationseinrichtungen* haben offenbar in erster Linie die Aufgabe, extreme Abweichungen in den vegetativen Regulationsvorgängen zu verhindern und entgegengesetzte Regulationsvorgänge herbeizuführen. In dieser Weise wirkt bei der Azidose das Atemzentrum durch vermehrte Abatmung von Kohlensäure, gleichzeitig kommt auch eine vermehrte Säureausscheidung durch die Nieren zustande und wirkt, wie wir oben auf S. 28 (Anmerkung) am Beispiel der Salmiakazidose ausgeführt haben, die vermehrte Ammoniakbildung schließlich sogar in dem Sinn, daß auf die Azidose eine alkalotische Phase folgt. Die sympathicotonisch betonte Blutzuckersteigerung führt zu einer vermehrten Insulinausschüttung und es kommt so zu einer entgegengesetzten blutzuckersenkenden Wirkung. Die Steigerung der Körpertemperatur, welche dem sympathicotonischen Komplex im Sinne der Stellung A des Schemas angehört, löst über das Wärmezentrum des Zwischenhirns die Vorgänge der parasympathischen Wärmeherabsetzung aus. In dieser Weise ist in jeder Abweichung von dem physiologischen Mittelwert in einer Richtung wie beim Pendelausschlag nach einer Seite die Tendenz zu einer Überkorrektion ins entgegengesetzte Extrem enthalten. Es ist hierdurch ohne weiteres begreiflich, daß die *in dem Schema dargestellte gegenseitige Abhängigkeit der vegetativen Regulationsvorgänge nur für kurzdauernde Abweichungen von der Norm Geltung haben kann.* Derartige Abweichungen sind aber *gerade für die Reaktionsänderungen infolge unspezifischer Therapie charakteristisch.* Wie wir noch sehen werden, sind die Gesetzmäßigkeiten der vegetativen Regulationsvorgänge im Sinne unseres Schemas *gerade bei den Vorgängen der unspezifischen Therapie* mit großer Deutlichkeit und Regelmäßigkeit zu erkennen.

Bei länger dauernden Abweichungen sind dagegen infolge der in Tätigkeit getretenen Kompensationseinrichtungen keine so klaren Gesetzmäßigkeiten mehr nachweisbar. Es ist ja hinreichend bekannt, daß zum Beispiel die Antithese Sympathicotonie und Vagotonie im Sinne von EPPINGER und HESS klinisch nur selten in reiner Form erkennbar ist. Wenn man aber wohl auch ablehnen muß, daß sich die Menschen in

diese beiden Gruppen einteilen lassen, so darf man deswegen nicht übersehen, daß beim einzelnen Individuum sowohl sympathicotonische wie
auch parasympathicotonische Zustände zeitweilig in ausgesprochener
Weise auftreten. Zweifellos ist dann bei Erregungssteigerung im Parasympathicus das Überwiegen dieses Nerven nicht immer durch eine
unternormale Erregung im Sympathicus zu erklären, sondern es ist oft
auch im Antagonisten eine vermehrte Erregung vorhanden, die zur Kom-
pensation vielleicht nicht ausreicht, aber doch in einzelnen neben dem
parasympathicotonischen Krankheitsbild vorhandenen sympathicotonischen Symptomen sich zu erkennen gibt. Bei sympathicotonischen
Zuständen gilt das Umgekehrte. So sehen wir bei länger bestehenden
Abweichungen von der Norm neben den Abweichungen im Sinne des
Schemas auch bereits Kompensationsvorgänge in entgegengesetzter
Richtung auftreten. Auf S. 9 haben wir gezeigt, daß in dieser Weise
die langdauernde vermehrte Säurebildung etwa bei der chronischen
Entzündung oder bei der regelmäßigen Muskelanstrengung der trainier-
ten Sportsleute sogar eine kompensatorische Alkalose herbeiführen kann,
und in ähnlicher Weise sehen wir auch bei den vorwiegend sympathicotonischen Zuständen der Basedowkrankheit eine Reihe von vagotonischen Erscheinungen.

In dieser Weise ist zweifellos das von uns dargestellte Schema für
die Fülle der tatsächlich im Organismus vorhandenen Erscheinungen
zu eng. Es ist weiterhin zu sagen, daß einzelne Glieder des Schemas auch
durchaus umstritten werden können. So ist die Behauptung von KRAUS
und ZONDEK, daß Calciumübergewicht mit Sympathicotonie, Kalium-
übergewicht mit Vagotonie einhergeht, nicht unbestritten geblieben.
Wir verweisen hier z. B. auf die Untersuchungen von JENDRASSIK und
ANTAL sowie von HOLLO und WEISS, und möchten gerade für diese
Sonderfrage der Beziehungen zwischen den Elektrolyten und dem übrigen
vegetativen System betonen, daß durchaus noch nicht alle Einzelheiten
hinreichend geklärt sind. Aus der Monographie von S. G. ZONDEK
können die hier vorliegenden Fragen am besten ersehen werden.

*Im ganzen ist aber wohl kaum zu bestreiten, daß für die überwiegende
Mehrzahl der klinisch und experimentell vorliegenden Beobachtungen das
hier aufgestellte Gesetz im wesentlichen die tatsächlichen Zusammenhänge
richtig wiedergibt.* Vor allem gilt dies, wie noch einmal zu betonen ist, für
relativ *schnell ablaufende Veränderungen* im System der vegetativen
Regulationen.

Mit solchen schnell ablaufenden Veränderungen haben wir es nun in
der Tat bei kurzdauernden, natürlichen und künstlich ausgelösten
Fieberbewegungen und bei den übrigen Maßnahmen der *unspezifischen
Therapie* in allererster Linie zu tun. Wenn wir auf die Tabelle auf S. 11
und auf die übrigen Darstellungen zurückblicken, so ergibt sich, daß

die erste Phase der Reaktionsänderungen nach unspezifischen Reizen durchaus der Stellung A im Sinne des Schemas entspricht. Wir haben hierbei sympathicotonische Erscheinungen, Azidose, myeloische Tendenz des Blutbildes, Anstieg der Körpertemperatur, Umsatzsteigerung und Blutzuckeranstieg. Dagegen entspricht *die zweite Phase der Reaktionsänderung nach unspezifischer Therapie in allen Punkten der entgegengesetzten Einstellung, also der Stellung B im Sinne des Schemas.* Es bedarf kaum einer nochmaligen Betonung, daß im Sinne des früher Dargestellten die geeignete *Dosierung* des unspezifischen Reizmittels hierbei vorausgesetzt werden muß.

Diese Feststellung scheint uns von grundlegender Wichtigkeit zu sein. Sie zeigt, daß *die Erschütterung der vegetativen Regulationsvorgänge, welche durch die unspezifischen Maßnahmen ausgelöst wird, nicht etwa eine planlose Änderung der Lebensvorgänge im Organismus darstellt, sondern daß hierbei immer wieder diejenigen Gesetzmäßigkeiten erkennbar werden, welche durch den physiologischen Ablauf des Ineinandergreifens der vegetativen Regulationseinrichtungen vorgezeichnet sind.* Ähnlich, wie wir oben auf S. 20 gezeigt haben, daß die zwei Phasen der Reaktionsänderungen nicht nur infolge der künstlichen therapeutischen Reize, sondern auch bei physiologischen Beanspruchungen des Organismus, z. B. bei Infektionen, Menstruation, Gravidität oder körpereigenem Eiweißzerfall zustande kommen, ist auch für den gesamten Zusammenhang der hier dargestellten vegetativen Regulationsänderungen zu erkennen, daß sie in ganz bestimmten gesetzmäßigen physiologischen Bahnen ablaufen.

Es bleibt noch zu erwähnen, daß diese schematische Darstellung nicht nur insofern eine grobe und unvollständige Erfassung der an sich unendlich komplizierten natürlichen Vorgänge bietet, als natürlich nicht alle in Einzelfällen möglichen Veränderungen erfaßt werden, sondern daß es auch leicht möglich wäre, das gegebene *Schema noch erheblich zu erweitern.* Man könnte z. B. noch Glieder einführen, welche die *Herztätigkeit,* die *Atmungsgröße,* den *Cholesterinhaushalt,* das *Thrombocytenverhalten* und die *Antikörperbildung* darstellen würden. Nach den früher vorgelegten Ergebnissen würde man dann in der *ersten Phase,* also bei *Stellung A des Schemas,* ziemlich regelmäßig eine Herzbeschleunigung, eine Steigerung der Atmungsgröße, einen Thrombocyten- und Cholesterinabfall, entsprechend der Darstellung von BOGENDÖRFER, ROSENTHAL und HOLZER eine Agglutininvermehrung finden; in der *zweiten Phase* wieder die entgegengesetzten Veränderungen. Auch hier wären aber wieder Ausnahmen zu berücksichtigen und Einwände berechtigt. Es konnte sich für uns *nicht darum handeln, eine vollständige Darstellung sämtlicher Veränderungen zu geben.* Dafür ist das Studium dieser Zusammenhänge noch zu jung. Vielmehr wollten wir nur *in großen Zügen zeigen, daß hier in der Tat bestimmte Gesetz-mäßigkeiten zu erkennen sind.* Die Feststellung, daß die unspezifischen Reaktionsänderungen, wie sie im Gefolge der unspezifischen Therapie auftreten, von den Zusammenhängen der vegetativen Regulations-vorgänge beherrscht werden, ist jedenfalls, das hoffen wir gezeigt zu haben, mehr als ein leeres Schlagwort, von denen wir auf diesem Gebiet genügend kennengelernt haben. Die Zusammenhänge der vegetativen Regulationsvorgänge sind immerhin bis zu einem erheblichen Grad in Form von klaren Gesetzmäßigkeiten zu übersehen, und wir wollten den Versuch machen, *diese klaren Gesetzmäßigkeiten auch in das bisher so unübersichtliche Gebiet der unspezifischen Reaktionsänderungen bei un-spezifischer Therapie hineinzutragen.*

Die Erkenntnis von dem Ineinandergreifen der verschiedenen vegeta-tiven Regulationsvorgänge erscheint uns auch deswegen als Grundlage für das Verständnis der unspezifischen Therapiewirkung besonders wichtig, weil sie uns *eine Erklärung dafür abgibt, daß so verschiedenartige therapeutische Maßnahmen doch schließlich eine so große Übereinstim-mung in ihrem Erfolg* haben. Man braucht sich nur zu überlegen, daß die unterschiedlichen Angriffspunkte an den verschiedenen Gliedern des Systems durch die Zwangsläufigkeit der Koppelung untereinander doch weitgehend einen übereinstimmenden Erfolg haben müssen. Diese Tat-sache ist uns bei unseren früheren Untersuchungen besonders klar geworden, als wir *experimentell die vegetative Regulation des Blutes* studier-ten und hierbei fanden, daß man z. B. die gleichen Blutveränderungen im Experiment hervorrufen kann, wenn man Sympathicusreizmittel anwendet, wenn man eine Azidose herbeiführt, wenn man eine Steigerung der Körpertemperatur herbeiführt und nach WOLLHEIM auch, wenn man die Calciummenge steigert. In ähnlicher Weise entstehen ganz verwandte Umstimmungsprozesse bei therapeutischen Maßnahmen, die zunächst nur auf die Änderung in einem Glied der vegetativen Regulations-vorgänge hinzielen. So kann man Umstimmungen erreichen durch *Sympathicusreizmittel*, etwa durch das Adrenalin, das, wie besonders KÖNIGER ausführt, nicht nur die pharmakologischen Eigenschaften etwa der Blutdrucksteigerung und der Vasokonstriktion entfaltet, son-dern auch abgesehen davon offenbar in umstimmender Weise z. B. bei Lungenentzündung und akutem Gelenkrheumatismus wirksam ist. Man kann umstimmen durch künstlich herbeigeführte *Azidose* oder *Mineral-stoffmedikationen*, wie es früher eingehend auseinandergesetzt wird, durch Methoden, welche die *Körpertemperatur steigern* (vgl. besonders die Untersuchungen von WALINSKI) und schließlich durch Stoffe, welche in ganz bevorzugter Weise *Leukocytenänderungen* herbeizuführen. *Trotz der verschiedenen Angriffspunkte haben die therapeutischen Erfolge dieser verschiedenen Maßnahmen ein große Ähnlichkeit.*

Am Schlusse dieses Absatzes möchten wir noch auf einige Zusammenhänge hinweisen, die ebenfalls auf der engen Verknüpfung der unspezifischen Therapiewirkung mit den Gesetzmäßigkeiten der vegetativen Regulationsvorgänge beruhen. Wir denken an die Änderungen des *subjektiven Befindens* und der mehr oder weniger lustbetonten oder unlustbetonten *Stimmungslage*, die in den letzten Jahren von L. R. MÜLLER eingehend studiert und als Änderungen der *Lebenstriebe* beschrieben sind. Nach L. R. MÜLLER (1 und 2) liegen, während eine Infektionskrankheit herrscht, die lebensbejahenden, lustbetonten Triebe danieder und herrschen unlustbetonte Empfindungen, in der Rekonvaleszens aber erwacht die Lebensfreude wieder, so daß ein ausgesprochenes Glücksgefühl eintreten kann. Die lebensbejahende Triebrichtung wird nach der Darstellung des gleichen Autors vom parasympathischen Nervensystem geleitet und angeregt, während unlustbetonte Empfindungen mit Erregung des Sympathicus einhergehen.

Es ist ohne weiteres erkennbar, daß diese zwei Phasen der sympaticotonisch betonten und der parasympathicotonisch betonten Schwankungen der Lebenstriebe durchaus übereinstimmen mit unserer oben gegebenen Darstellung der zwei Phasen der Reaktionsänderungen im Organismus, und daß sie synchron mit denselben verlaufen. Sehr interessant ist nun, daß ähnlich wie es nach der Darstellung von L. R. MÜLLER beim physiologischen Ablauf der Infektionskrankheiten der Fall ist, *auch bei den Maßnahmen der unspezifischen Therapie ein zweiphasiger Ablauf dieser Vorgänge* vorhanden ist. Schon HAHNEMANN hatte gelegentlich der Darstellung der allgemeinen Therapiewirkung betont, daß zunächst als Folge der Behandlung oft eine Verschlimmerung des subjektiven Krankheitsgefühls eintritt, und daß dann als zweite Phase sich Wohlbefinden einstellt. Dieselbe Beobachtung einer ersten Phase mit erhöhter nervöser Reizbarkeit, vermehrten Schmerzen und Unlustgefühlen und einer zweiten Phase mit ausgesprochener Euphorie und Hebung der Stimmungslage ist dann für die Maßnahmen der unspezifischen Therapie von verschiedenen Seiten als charakteristisch dargestellt worden, besonders von WEICHARDT, R. SCHMIDT und SCHLAYER, und diese Beobachtung ist wohl jedem, der sich mit solchen therapeutischen Methoden befaßt, etwas durchaus Geläufiges. Wir sehen also, daß auch *diese Veränderungen des subjektiven Befindens und der Stimmungslage*, die L. R. MÜLLER als *Änderungen der Lebenstriebe* bezeichnet, *ebenso wie bei natürlichen Infektionen auch bei der Reaktionsänderung durch unspezifische Therapie* zustande kommen, und daß sie in beiden Fällen als ein weiteres Glied der zweiphasigen vegetativen Reaktionsveränderungen anzusehen sind.

XII. Die Indikationen der unspezifischen Therapie bei verschiedenen Krankheitszuständen.

Manche praktischen Fragen der Anwendung der unspezifischen Therapie bei verschiedenen Krankheitszuständen wurden bereits besprochen, z. B. die Diätbehandlung der Entzündung und Wunden oder die Malariabehandlung und Pyriferbehandlung der progressiven Paralyse. Wir wollen in diesem Abschnitt noch einige *allgemeine Richtlinien*, die unseres Erachtens für die Therapie verschiedener Krankheitszustände eine Rolle spielen, darstellen; die speziellen Indikationen für die vielen dem Arzt begegnenden therapeutischen Einzelaufgaben zu geben, ist im Rahmen dieser Arbeit nicht möglich und auch oft in Anbetracht der erst relativ jungen Entwicklung der wissenschaftlichen Erforschung der unspezifischen Therapie noch nicht an der Zeit.

Ausgehen müssen die therapeutischen Überlegungen von der Feststellung, daß es durch unspezifische Maßnahmen möglich ist, die *Allgemeinreaktion* des Organismus, die wir als Abwehrvorgang bezeichnet haben, zu *verstärken*, oder auch, wenn sie nicht vorhanden sind, *künstlich hervorzurufen*. Ferner können die *örtlichen Abwehrreaktionen* der Entzündung durch unspezifische Therapie *gesteigert* werden, so daß eine *Herdreaktion* zustande kommt. Hieraus geht schon ohne weiteres hervor, daß das *dankbarste Gebiet für die unspezifische Therapie Infektionskrankheiten mit mangelhafter Allgemeinreaktion und entzündliche Prozesse mit mangelhafter lokaler Abwehrleistung* sein müssen. Wir haben gesehen, daß die *chronischen Infektionen* und die *chronischen Entzündungen* sich von den *akuten* durch die *unzureichende spontane Entwicklung dieser Abwehrleistungen* unterscheiden. Das Gebiet der unspezifischen Therapie ist aber nicht auf die eigentlichen Infektionskrankheiten und auf die bakteriellen Entzündungen beschränkt, sondern kommt auch für zahlreiche sonstige Erkrankungen in Betracht, auch wenn nach unseren bisherigen Erkenntnissen eine infektiöse Natur der Krankheitsherde nicht besteht oder nicht bewiesen ist. So sind besonders bei den Krankheitsbildern, die wir mit dem Namen *Rheuma* zusammenfassen und bei verschiedenen *chronischen Gelenkerkrankungen* gute Erfolge mit der unspezifischen Therapie zu erreichen.

Wichtig ist noch die Frage, ob es möglich ist, durch geeignete Dosierung eine Herdreaktion zu erzielen und dabei gleichzeitig eine Allgemeinreaktion zu vermeiden, da ein solches Vorgehen vielfach als praktische Forderung aufgestellt wird, z. B. im Sinne der Schwellenreiztherapie. Es ist zweifellos richtig, daß der entzündliche Herd sich an sich schon im Vergleich mit den übrigen Zellen des Organismus in einem Reizzustand befindet, und daß kleine therapeutische Zusatzreize eine deutliche Verstärkung dieser Entzündung, also eine Herdreaktion herbeiführen können, ohne daß in der Temperatur und im Allgemeinbefinden eine allgemeine Reaktion zu erkennen ist. Wenn man aber feinere Untersuchungen des Blutes und des Stoffwechsels durchführt, wird man hierbei *immer, wenn eine Herdreaktion zustande kommt, auch eine Allgemeinreaktion* finden, so daß lediglich davon gesprochen werden kann, daß es *möglich ist, bei deutlicher Herdreaktion die Allgemeinreaktion so gering zu halten,* daß sie sich durch Fieber oder schwerere subjektive Störungen nicht erkennbar macht.

Wenn man von diesen Überlegungen ausgeht, so ist es klar, daß man die Behandlung *nicht nach der lehrbuchmäßigen Krankheitsdiagnose* einzurichten hat, sondern daß man durch genaue klinische Beobachtung und möglichst eingehende Untersuchungen zu erfahren sucht, wie es jeweilig um die allgemeinen und um die örtlichen *Abwehrreaktionen* bestellt ist. Es ist zu prüfen, ob die Abwehrvorgänge in Gestalt von Fieber, Leukocytensteigerung usw. bereits in maximaler Weise vorhanden sind, ob vielleicht eine Verstärkung erwünscht ist, ob eine Entzündung einen intensiven Verlauf zeigt oder etwa ganz torpide verläuft. Manchmal wird man die *Abwehrleistungen unterstützen* wollen, in anderen Fällen vielleicht sogar die überstarke Reaktion etwa durch Antipyretica oder durch Auflegen einer Eisblase auf den Entzündungsherd *dampfen* müssen. Manchmal scheint die Störung im Ablauf der Abwehrvorgänge auch darin zu bestehen, daß bei einer stark ausgeprägten ersten Phase derselben, die über längere Zeit anhält, vom Organismus nicht die Kraft aufgebracht wird, von sich aus in die zweite Phase überzuleiten. Das hohe Fieber und die starke Leukocytensteigerung mit den zugehörigen Stoffwechselveränderungen gelangen dann nicht von selbst zum Abfall im Sinne der zweiten Phase. Auch hier ist es offenbar gelegentlich möglich, durch unspezifische Reize den normalen Ablauf in Gang zu bringen und den Organismus zu befähigen, den Umschwung zur zweiten Phase herbeizuführen. Jeder Arzt, der sich mit unspezifischer Therapie befaßt, hat wohl gelegentlich den Eindruck gehabt, daß es in dieser Weise gelingen kann, ein hohes Fieber und ein schweres Krankheitsbild zu *kupieren.* Leider sind aber die Fragen der Dosierung und der Intervalle, sowie die Fragen des geeigneten Zeitpunktes für die Anwendung des Heilmittels für dies so sehr erstrebenswerte therapeutische Ziel vorläufig nur in sehr unvollkommener Weise zu übersehen.

Je nach der *gewünschten Intensität der Wirkung* ist nun auszuwählen, welche unspezifischen Reize und welche Dosierung derselben in Betracht kommen. Wir haben auf S. 52/53 eine Skala angegeben, welche die Intensität der verschiedenen Reizmittel je nach ihrer Herkunft enthält, wobei die nicht bakteriellen Stoffe als relativ geringe Reize und die lebenden Erreger als die stärksten bezeichnet wurden. Auf S. 53 wurde gezeigt, daß die *Applikationsweise* sehr wesentlich ist, insofern subkutane Einspritzungen verhältnismäßig sehr gelinde, intravenöse Einspritzungen am stärksten wirken, und wir haben die Bedeutung der *Dosierung* und *Intervalle* eingehend besprochen: Man muß sich darüber klar sein, daß die verschiedenen unspezifischen Heilmittel *im Prinzip ähnlich* durch ihren Eingriff in die vegetative Regulation der Abwehrvorgänge wirken, daß aber die verschiedenen in Betracht kommenden Stoffe und Methoden doch unter sich Unterschiede haben. Um nur einiges zu nennen, macht Malaria und Pyrifer sehr starkes Fieber mit hoher Leukocytose und deutlicher Azidose, aber es sind diese Veränderungen nur sehr kurzdauernd. Die Azidose ist bei Malaria nach unseren Untersuchungen stärker als bei Pyrifer. Durch die Impfung mit Rattenbiß und noch mehr mit Rekurrens sind länger dauernde ähnliche Veränderungen erreichbar. Die Behandlung dagegen mit saurer Kost und Salmiak macht im Vergleich mit den obengenannten Methoden eine wesentlich stärkere und viel längere Azidose, sehr viel geringere Leukocytose und gar kein Fieber. So lassen sich in dem Schatz der unspezifischen therapeutischen Methoden *durch geeignete Wahl und Dosierung der Mittel die verschiedenartigsten Kombinationen* im Verlauf der einzelnen Reaktionsänderungen des Organismus herbeiführen. Hierbei möchten wir noch besonders darauf hinweisen, daß das Gesetz der zweiphasigen Änderungen für eine sehr große Zahl der unspezifischen Therapiemethoden zutrifft, daß aber, wie wir gesehen haben, auch einige unspezifische Heilmethoden einen andersartigen Einfluß auf den Organismus haben. Wir denken etwa an manche Hautreize, die mit den übrigen unspezifischen Maßnahmen gemeinsam haben, daß sie auch in die vegetativen Regulationsvorgänge eingreifen, die aber zum Teil, wie insbesondere die Intrakutaninjektion, die erste Phase der Abwehrvorgänge vermissen lassen und sogleich die vagotonischen Erscheinungen in Gestalt von Leukocytensturz, Blutzuckerabfall und Blutdrucksenkung zu erkennen geben. Die an der Haut angreifenden unspezifischen Heilmittel haben auch klinisch vielfach getrennte Indikationen gegenüber anderen Methoden. Wir verweisen z. B. auf ihre Anwendung bei Tuberkulose (Zinn und Katz) und bei akuten Infektionskrankheiten mit höchsten Abwehrleistungen, die sonst im allgemeinen der unspezifischen Injektionstherapie nicht zufallen. — Außer diesen allgemeinen Überlegungen, die man seinem therapeutischen Handeln zugrunde legen wird, sind wegen der außerordentlichen Unterschiede zwischen den verschiedenen Krankheitsbildern nur schwer praktisch brauchbare Richtlinien aufzustellen. In großen Zügen wird, wie auch Königer betont, die Regel wertvoll sein, daß bei *chronisch ablaufenden Krankheitsbildern* die unspezifische Behandlung am besten mit *kleinen Dosen* und mit *großen Intervallen* durchzuführen ist, daß man sich dagegen bei *akuten Infektionen* oder *schnell entstandenen örtlichen Entzündungsherden* relativ *großer Dosen* und bei Wiederholungen *kleinerer Intervalle* bedient. Entscheidend über die Frage, ob man auf dem richtigen Wege ist, wird in jedem Falle immer wieder der *klinische Eindruck* sein müssen, wie die vorgenommenen therapeutischen Maßnahmen auf das Krankheitsbild einwirken. So sehr wir davon überzeugt sind, daß für eine planmäßige unspezifische Behandlung die Kenntnis der theoretischen und physiologischen Grundlagen dieser Therapie, mit denen sich unsere Schrift beschäftigt, eine unbedingte Voraussetzung darstellt, so ist gar nicht zu verkennen, daß hier mehr wie auf jedem anderen Gebiet die *Erfahrung* des Arztes und ein hierauf beruhendes Gefühl für das Wirksame ebenfalls von entscheidender Bedeutung ist.

Die *größten Erfahrungen* liegen bisher vor für die Behandlung der *progressiven Paralyse* und anderer spätsyphilitischer Erkrankungen und für die Behandlung *verschiedener Gelenkkrankheiten*. Wir möchten auf diese beiden *praktischen Beispiele* der unspezifischen Therapie deswegen etwas weiter eingehen. Bei der progressiven Paralyse war der Weg schon dadurch vorgezeichnet, daß erfahrungsmäßig *kurze und hochgradige Fieberzustände* einen besonders günstigen therapeutischen Erfolg hatten (O. FISCHER). Die besten Erfolge wurden zuerst durch die Malariaimpfung erreicht, welche diese Anforderung an den Fiebertyp erfüllte. Daß es sich hierbei, wie oft geschrieben, um eine spezifische Wirkung der Malaria auf die Paralyse handeln sollte, braucht nach unseren ausführlichen Darstellungen über die unspezifische Natur der Abwehrreaktionen wohl kaum noch ausdrücklich abgelehnt zu werden. Die Beobachtungen der letzten Jahre, daß auch andere Krankheiten, z. B. chronische Gonorrhöe, durch Malaria ausgezeichnet beeinflußt werden, sind an sich geeignet, den Spezifitätsgedanken völlig zum Fallen zu bringen. Es handelt sich bei der *Malaria* offenbar um einen *unspezifischen Reiz*, der *durch den natürlichen Verlauf der Krankheit in geeigneter Stärke und in geeigneten Intervallen* wirksam wird. Wir stimmen mit zahlreichen Forschern, wie z. B. mit O. FISCHER, KIHN und MULZER darin überein, daß die Malariatherapie an sich kein letztes therapeutisches Ziel sein kann, sondern daß sie wegen der Gefahren, der in Kauf zu nehmenden langen Inkubationszeit, der lange dauernden Kupierungsmethode möglichst durch andere, ähnlich wirkende Reizmittel zu ersetzen ist. Daß ähnliche Krankheiten einen ähnlichen Erfolg haben können, zeigen die Untersuchungen mit Rekurrens und Sodoku. Ein erstrebenswertes Ziel wäre ein Reizmittel, welches ähnliche hochgradige unspezifische Abwehrvorgänge hervorrufen würde wie die Malaria, dabei aber keine eigentliche Krankheit entstehen läßt. Das Bakterienpräparat *Pyrifer* scheint uns bisher dieser Forderung noch am meisten zu entsprechen. Bei der aus Abb. 10 ersichtlichen Dosierung ist es geeignet, den Verlauf der Abwehrvorgänge in einer Weise herbeizuführen, die der echten Malaria ungewöhnlich ähnlich ist. Ob diese Behandlung die auf sie gesetzten Hoffnungen erfüllt oder ob noch weitere Verbesserungen erforderlich sind, bleibt abzuwarten[1]. Wir nehmen jedenfalls an, daß man zu einem unbelebten Injektionsstoff als Ersatz für die Malaria wird kommen können, bei dem mit dem Aussetzen der Einspritzungen auch sofort der krankhafte Zustand beendet ist, und es ist zweifellos auf diesem Wege schon Erfreuliches erreicht worden.

Übrigens ist gerade das Beispiel der syphilitischen Erkrankungen geeignet, um zu zeigen, wie wenig die Wirkung der unspezifischen Therapie mit der üblichen Einteilung der Krankheiten nach ätiologischen Gesichtspunkten zu tun hat, und wie sehr sie von dem jeweiligen Abwehrzustand des Organismus abhängt. Während die Fiebertherapie auf die spätluischen Gehirnerkrankungen einen hervorragenden Einfluß ausübt, ist ihr Einfluß auf die Krankheitserscheinungen des zweiten Luesstadiums anscheinend sehr gering.

Wir gehen zur Besprechung der Behandlung von *Gelenkerkrankungen* über, da hier die Untersuchungen von ZIMMER, die zur Aufstellung des Begriffes der *Schwellenreiztherapie* führten, zu den am besten durchgearbeiteten Gebieten der unspezifischen Therapie gehören. ZIMMER ging aus von der Bedeutung des ARNDT-SCHULZschen *biologischen Grundgesetzes*, auf das besonders BIER die Aufmerksamkeit erneut gelenkt hatte. Dieses Gesetz sagt aus, daß „schwache Reize die Lebenstätigkeit anfachen, mittlere Reize sie fördern, starke sie hemmen, stärkste sie aufheben". Es ist ohne Zweifel, daß häufig eine derartige Gesetzmäßigkeit erkennbar ist. Wir verweisen als Beleg hierfür nur auf unsere Darstellung über den Einfluß der verschiedenen Dosierung auf die Blutbildveränderungen, bei denen kleine Reize unterschwellig verlaufen, größere eine stärkere Anregung der Knochenmarkstätigkeit hervorrufen, während ganz große zu einer Leukopenie und zu einer Lähmung des Knochenmarks führen. Bei der Bemessung der für einen therapeutischen Erfolg günstigen Reizschwelle betonte nun ZIMMER besonders die verschiedene *Reaktionsfähigkeit* des Organismus bei den verschiedenen klinischen Krankheitszuständen. Als Reizmittel benutzte er besonders das *Yatren*, eine organische Jodverbindung, die mit anderen unspezifischen Stoffen, z. B. mit dem Casein als *Yatrencasein* verbunden, intramuskulär eingespritzt wird. Die Schwellenreiztherapie soll vor allen Dingen durch *Herbeiführung von Herdreaktionen ohne stärkere Allgemeinreaktion* wirken. Bei *akuten und subakuten Fällen*, z. B. bei einer frischen gonorrhoischen Gelenkerkrankung, sollen nun *stärkste Herdreaktionen* herbeigeführt werden, da sie hier die höchsten Leistungssteigerungen bedeuten. Gefahren einer Überdosierung lägen auch bei relativ hohen

---

[1] Vgl. die jüngste Zusammenstellung der Ergebnisse: SIEMERLING: Zwei Jahre Pyrifertherapie. Klin. Wschr. **1930**, 410.

Dosen nicht vor. Es wird beispielsweise mit einer intramuskulären Injektion von 4—8 cm³ Yatrencasein begonnen; hierdurch wird in jedem Falle nach einigen Stunden eine flammende Entzündung und Rötung des erkrankten Gelenkes erzielt, der nach einiger Zeit die zweite Phase mit Verschwinden der Schmerzhaftigkeit und Wiedereinsetzen der Bewegungsfähigkeit folgt. Die Stärke der Allgemeinreaktion kann hierbei weitgehend außer acht gelassen werden. Mit den folgenden Injektionen, die in Abständen von 3 Tagen vorgenommen werden, ist eine Reaktion am Krankheitsherd nicht mehr oder nur sehr schwach auszulösen. Ein Herabgehen mit der Dosis ist nur bei starker Allgemeinreaktion erforderlich. Die Behandlung der *chronischen Gelenkstörungen* im Sinne von ZIMMER faßt STEJSKAL wie folgt zusammen: „Bei chronisch erkranktem und pathologisch verändertem Gewebe, so bei einer Arthritis sicca auf der Basis einer Stoffwechselanomalie, erzielt ZIMMER mit 1—2 cm³ Yatrencasein eine *deutliche Herdreaktion* mit erhöhten Schmerzen Wenn die Dosis nicht genügt, so wird sie in 3 Tagen auf 2—3 cm³ gesteigert, andernfalls geht man mit der Dosis so weit herab, daß mit ihr eine *eben noch bemerkbare oder gerade nicht mehr bemerkbare Herdreaktion* erzielt wird (1—0,2 cm³ Yatrencasein oder 5 proz. Yatrenlösung). Die Injektionen werden in Abständen von 3 Tagen wiederholt. Allgemeinreaktionen sind ebenfalls gering oder überhaupt nicht wahrzunehmen. Die Behandlung muß länger dauern, die objektive und subjektive Besserung kommt langsam. In gewissen Fällen kann dasselbe erreicht werden, wenn man fortgesetzt hohe Dosen gibt, doch wird man nach Wochen und Tagen durch das schwere Rezidiv eines anderen belehrt. Des weiteren betont ZIMMER das eigenartige Verhalten der von den übrigen chronischen Gelenkerkrankungen abweichenden, der vorgeschrittenen Fälle von Arthritis urica. Hier schließt sich an eine durch eine größere Dosis (0,5—1) Yatrencasein erzielte stärkere Herdreaktion eine derartige Steigerung der Reizbarkeit an, daß die folgenden Dosen erheblich verringert werden müssen. Er geht bis zu Injektionen von 1 : 2000 bis 1 : 10000 Yatrencasein oder Yatrenlösung in der Menge von 0,5—0,2 cm³ herab. Die Reaktionen darauf erfolgen spät, und es muß oft die Behandlung wegen der erhöhten Schmerzen bis zu 4 Wochen unterbrochen werden. Für *chronische Fälle* also faßt ZIMMER die Anzeige für den Schwellenreiz in der Erzielung einer *anfänglich starken Herdreaktion, dann Herdreaktionen, die objektiv wie subjektiv gerade noch oder gerade nicht mehr bemerkbar* sind."

Mit dieser Darstellung eines *praktischen Beispieles* der unspezifischen Behandlung, das noch einmal klar erkennen läßt, wie sehr in jedem Fall die augenblickliche *Reaktionsfähigkeit* des Organismus, die *Dosierung* und die *Intervalle* zu berücksichtigen sind, mag es genug sein. In zahlreichen anderen Krankheitsfällen liegen die Probleme ähnlich, und man wird sich immer vor Augen halten müssen, daß man durch die Maßnahmen der unspezifischen Therapie in jedem Falle einen tiefgreifenden Einfluß auf die lebenswichtigsten Vorgänge im Organismus ausüben kann, daß man hierbei *sehr günstige Wirkungen*, manchmal aber auch *schweren Schaden* hervorrufen kann.

In Kürze soll noch auf die eigenartige Tatsache eingegangen werden, daß sich, wie wir an den Beispielen der progressiven Paralyse und der Gelenkerkrankungen gezeigt haben, innerhalb der Methoden der unspezifischen Behandlung besonders zwei Arten des therapeutischen Vorgehens durchgesetzt haben, die auf den ersten Blick etwas Grundverschiedenes darzustellen scheinen. Auf der einen Seite sehen wir eine Behandlung, die *schwerste Allgemeinreaktionen und höchste Fieberbewegungen* hervorruft, auf der anderen Seite die *Schwellenreiztherapie*, die im wesentlichen mit so mäßigen Dosen arbeitet, daß die Allgemeinreaktion ganz zurücktritt, und daß häufig auch die Herdreaktionen auf einer ganz minimalen Höhe gehalten werden. In jüngster Zeit wurde von Mulzer und Keining der Versuch gemacht, für diesen anscheinenden Widerspruch eine Erklärung zu finden.

Diese Forscher vertreten auf Grund ihrer ausgedehnten praktischen Erfahrung folgenden Standpunkt: Relativ kleine unspezifische Reize sind geeignet, im Sinne der *Schwellenreiztherapie* eine therapeutisch günstige Herdreaktion herbeizuführen. Wenn man *stärkere* unspezifische Reize anwendet, besteht die Gefahr einer *provokatorischen Verschlimmerung* der Krankheitsvorgänge. Wenn dagegen *stärkste Reaktionsänderungen* im Organismus ausgelöst werden, wie es etwa bei der Malariafieberbehandlung der Fall ist, so sei diese provokatorische Wirkung nicht zu befürchten, im Gegenteil, durch die maximale Allgemeinreaktion des Körpers würde die Entstehung einer *Herdreaktion verhindert*. Die maximale Allgemeinreaktion des Körpers bezeichnen die Autoren als „*panergische Reaktion*". Es würden also für therapeutische Zwecke einmal relativ kleine Dosen im Sinne der Schwellenreiztherapie in Betracht kommen, andererseits die maximale Fiebertherapie, und diese therapeutisch günstigen Behandlungsmethoden wären durch ein in der Mitte gelegenes Milieu der Provokationsgefahr voneinander getrennt. Nach der weiteren Darstellung von Mulzer und Keining kommt die *Schwellenreiztherapie* insbesondere bei Krankheitszuständen in Betracht, bei denen eine *zu geringfügige lokale Abwehrtätigkeit* einer Anregung bedarf, während die *maximale Fiebertherapie* unabhängig von der Beschaffenheit des lokalen Herdes ist und nur zur Voraussetzung hat, daß die *Allgemeinreaktion des Organismus noch gesteigert werden kann*. In diesem Fall wäre die maximale Fiebertherapie also auch bei schwersten lokalen Entzündungsprozessen noch anwendbar. Nach den Erfahrungen von Mulzer und Keining soll im Sinne dieser Darstellung die Provokationsgefahr aufhören, wenn die herbeigeführten Temperaturbewegungen 39⁰ wesentlich überschreiten.

Es scheinen uns diese neuen von MULZER und KEINING in die Diskussion geworfenen Gesichtspunkte wertvoll und von großem Interesse zu sein. Es ist allerdings noch zweifelhaft, ob in der Tat die Gefahr einer Verschlimmerung von Herderkrankungen bei der sog. maximalen Fiebertherapie völlig ausgeschaltet ist. Bisher hat man bei der Malariatherapie, bei der Einspritzung von lebenden Erregern und auch bei der Pyrifertherapie entzündliche Herderkrankungen als Gegenindikationen angesehen. Es sind bei allen diesen Therapiemethoden auch Verschlimmerungen von Herderkrankungen gelegentlich beobachtet worden, und es bleibt abzuwarten, inwiefern in der Praxis sich die Anregungen von MULZER und KEINING, die sich offenbar zunächst im wesentlichen auf die Behandlung bei entzündlichen Komplikationen von Geschlechtskrankheiten stützen, allgemein bewähren werden. Daß entzündliche *gonorrhoische Komplikationen* in der Tat im allgemeinen durch eine hochgradige Fiebertherapie nicht ungünstig beeinflußt werden, sondern daß hier die Heilerfolge sogar sehr gut sind, ist schon durch die Untersuchungen von SPIETHOFF, FRIEBOES, HEUCK und BERING bekannt. Es ist wahrscheinlich, daß die von MULZER und KEINING betonten Gesetze in der Tat für verschiedene Krankheitszustände zutreffen. Unseres Erachtens ist aber bei manchen Herderkrankungen wegen der Gefahr einer Aktivierung doch vorläufig von der maximalen Fiebertherapie abzuraten, ganz abgesehen davon, daß der Entschluß zu dieser im höchsten Grade angreifenden Behandlungsmethode natürlich immer ein schwerer sein wird. Zum mindesten würden wir uns zu einer solchen Behandlungsmethode nicht entschließen können bei Personen, bei denen die Gefahr einer Aktivierung einer schlummernden Tuberkulose oder einer chronischen Entzündung in den Bauchorganen (Appendicitis, Cholecystitis) vorliegt. Immerhin werfen die ganz neuen von MULZER und KEINING beigebrachten Gesichtspunkte auf die eigenartige Tatsache, daß sich besonders so entgegengesetzte Behandlungsmethoden wie die Schwellenreiztherapie und die Therapie mit stärksten Fieberbewegungen durchgesetzt haben, ein neues Licht, und wir hielten deswegen eine kurze Darstellung dieser Gedankengänge an diesem Platz für durchaus angebracht.

XIII. Die Stellung der unspezifischen Behandlung in der gesamten Therapie.

Wir haben es als kennzeichnend für die *spezifische Therapie* hingestellt, daß hierbei die ärztlichen Maßnahmen sich *direkt gegen den Krankheitsherd oder den Krankheitserreger* wenden, während die *unspezifische Therapie* eine *Unterstützung der natürlichen Abwehrvorgänge* des Organismus zum Ziele hat. Wenn wir uns die Krankheiten vor Augen halten, mit denen wir es besonders in der ärztlichen Praxis zu tun haben, so ist es ohne weiteres klar, daß wir viel häufiger auf unspezifische Heilmethoden zurückgreifen müssen, als daß wir in der Lage sind, spezifische Heilmittel anzuwenden. Von der im Sprachgebrauch üblichen Gepflogenheit, besonders wirksame Heilmethoden auf Grund ihres Erfolges als spezifisch zu bezeichnen, muß man allerdings im Interesse einer klaren Scheidung der Begriffe völlig absehen. Wir werden sogar noch auseinandersetzen müssen, daß viele Heilmittel, die man in der Absicht einer spezifischen Beeinflussung anwendet, tatsächlich in Wirklichkeit durch ihre unspezifische Wirkung einen Erfolg herbeiführen, daß zum mindesten eine unspezifische Wirkung auch häufig mit der spezifischen Wirkung gleichzeitig zustande kommt. Trotzdem halten wir es nicht für richtig, wenn MUCH glaubt, den Wert dieser verschiedenen Heilmethoden in aphoristischer Weise folgendermaßen wiedergeben zu dürfen: ,,Krankheitsabwehr mit direkter Einstellung auf die Angriffskräfte ist ein Irrweg. Krankheitsabwehr mit direkter Einstellung auf die Abwehrkräfte ist der große Weg.'' Es wäre fehlerhaft, die großen Erfolge, die durch eine direkte Beeinflussung der Angriffskräfte möglich sind, zu leugnen, und kein Arzt möchte wohl in der Praxis dieser wertvollen Möglichkeiten entraten. Wir denken etwa an die *Chemotherapie*. Wenn auch das heroische Ziel EHRLICHs der *Therapia magna sterilisans* wohl kaum jemals in idealer Weise lediglich durch spezifische Beeinflussung der Krankheitserreger erreicht werden kann, so müssen wir doch für die erreichten Erfolge dieses chemotherapeutischen Gedankens dankbar sein. Die Erfahrung lehrt, daß die Chemotherapie vor allem bei manchen Krankheiten mit *tierischen Erregern* der Protozoen- und Amöbenklasse Erfolge zeitigen kann, etwa bei *Malaria, Schlafkrankheit, Rattenbißkrankheit, Amöbenruhr, Rückfallfieber, Frambösie* und *Syphilis*. Wenn wir hier *Chinin* und *Plasmochin, Germanin, Yatren* sowie *Salvarsan, Wismut* und *Quecksilber* nennen, so sind dadurch gleichzeitig große Erfolge der Heilkunde gekennzeichnet. Während diese Erfolge besonders manchen *Krankheiten der warmen Länder* zugute kommen, müssen wir allerdings feststellen, daß die *pflanzlichen Erreger*, etwa Streptokokken, Staphylokokken, Tetanus- und Typhusbazillen, mit denen wir es in *unseren Breiten* vorzüglich zu tun haben, leider der chemotherapeutischen Behandlung zum großen Teil schwer überwindbare Widerstände entgegensetzen.

Auch die *spezifische Immuntherapie* dürfen wir, wenn sie sich auch schließlich die natürlichen Abwehrkräfte der Immunität zunutze macht, wegen ihrer spezifischen Einwirkung auf die Krankheitserreger und ihre Gifte nicht zu den unspezifischen Behandlungsmethoden im engeren Sinne rechnen. Auch ihr Rüstzeug werden wir beispielsweise bei *Diph-*

therie, Tetanus, Lyssa und in Gestalt der spezifischen *Vaccinetherapie* nicht vermissen wollen. Daß aber auch spezifische Immunvorgänge durch unspezifische Therapie sehr günstig beeinflußt werden können, wurde im Abschn. X ausführlich dargestellt. Schließlich ist auch auf die zahlreichen *symptomatisch* wirkenden Heilmittel der *Pharmakologie* hinzuweisen, von denen wir als Beispiel nur die *Digitalis* nennen wollen. Auch dies sind unschätzbare Bestandteile unseres Heilschatzes, welche wir nicht ohne weiteres auf das Konto der unspezifischen Behandlungsmethoden setzen dürfen.

Immerhin ist es aber doch wohl richtig, daß für die praktische ärztliche Tätigkeit bei dem heutigen Stand der medizinischen Wissenschaft den *unspezifischen Methoden* eine *ebenso große wenn nicht größere Bedeutung* am Krankenbett zukommt, wie der spezifischen Behandlung.

Dies wird besonders klar, wenn man sich überlegt, daß in dieser Arbeit von den Mitteln der unspezifischen Therapie nur ein geringer Teil genannt worden ist, daß eine große Reihe von sehr wirksamen Heilfaktoren noch zu diesen hinzukommt. Wir denken etwa an die Heilwirkung durch *klimatische Beeinflussung*, bei der nicht so sehr ein bestimmtes Klima an sich als der Heilfaktor des *Klimawechsels* von therapeutischer Wirkung ist. Es würde hier zu weit führen, die bereits vorliegenden Untersuchungen, welche auch hier die Beeinflussung wichtigster vegetativer Regulationsvorgänge durch diesen Klimawechsel erkennen lassen, anzuführen. Es sind ferner die Methoden der *Diathermie, Elektrizitätsanwendung* und *Massage* zu nennen, und schließlich und vor allem die unendlich wertvollen Hilfsmittel, welche in einer *hygienischen und kunstgerechten Krankenpflege* enthalten sind. Jeder Arzt weiß, daß gerade diese unspezifischen Heilfaktoren in einer großen Zahl von Fällen den Kranken das Wertvollste bieten können, was überhaupt ärztliche Arbeit und menschliche Hilfsbereitschaft leisten können.

Besonders wichtig scheint es uns aber zu sein, daß auch bei *an sich spezifisch orientierten Heilmethoden* oft gewollt oder ungewollt der *unspezifische Effekt der entscheidende* ist. Wir wollen hierbei nicht die Frage anschneiden, ob es richtig ist, wie Bingel auf Grund seiner umfangreichen Statistiken behauptet, daß im Vergleich mit dem spezifischen *Diphtherieheilserum* die Behandlung mit gewöhnlichem Pferdeserum gleich gute Erfolge aufweist. Diese von den meisten Nachuntersuchern abgelehnte Auffassung enthält doch zum mindesten den wahren Kern, daß auch schon der unspezifische Reiz einer *gewöhnlichen Seruminjektion wesentliche Heilwirkungen* entfalten kann, und daß diese unspezifische Wirkung sicherlich auch neben der wohl vorhandenen spezifischen Wirkung von dem Diphtherieheilserum ausgeht. Auch bei der *Tuberkulintherapie* ist es ganz ohne Zweifel, daß neben der ebenfalls noch umstrittenen spezifischen Heilwirkung des Tuberkelbazillenstoffes zweifellos auch unspezifische Faktoren eine Rolle spielen. Dies wurde besonders deutlich durch die vielfach beschriebenen Heilerfolge etwa der PONNDORF-schen Tuberkulinimpfung bei Asthma und allen möglichen nicht tuberkulösen Erkrankungen, die doch wohl lediglich durch unspezifische Einflüsse zustande kommen können. Selbst der in klarer Weise gegen einen lokalen Krankheitsherd angesetzte Eingriff der *chirurgischen Operation* kann manchmal seine eigentliche Heilwirkung durch *unspezifische Beeinflussung* des Organismus erreichen. Wenn man bedenkt, daß etwa eine Laparatomie wie jede größere Operation einen tiefgreifenden Einfluß auf die vegetativen Regulationsvorgänge ähnlich wie andere früher geschilderte unspezifische Heilmethoden ausübt, so wird es erklärlich, daß beispielsweise ein bei Bauchfelltuberkulose vorgenommener Bauchschnitt eine Heilung der Erkrankung herbeiführen kann, auch wenn eine chirurgische Beseitigung des Krankheitsherdes natürlicherweise unmöglich ist. Es ist für uns ohne Zweifel, daß viele lokale Operationen, welche wegen unklarer allgemeiner Beschwerden vorgenommen werden, z. B. operative Lageveränderung einer angeblich falsch gelagerten Gebärmutter, spezialistische Nasen- oder Nebenhöhlenoperationen und Entfernung einer normalen Appendix ihren günstigen Einfluß auf das Befinden des Operierten nicht lediglich durch suggestive Wirkung, sondern durch eine *Beeinflussung im Sinne der unspezifischen Therapie* haben.

Ganz besonders gilt aber die Feststellung, daß Heilmittel, die ohne Beabsichtigung einer unspezifischen Beeinflussung des Organismus verabfolgt wurden, in Wirklichkeit doch in diesem Sinne wirken, für zahlreiche *pharmakologische* symptomatisch wirkende Mittel, wie etwa die *Narcotica* und *Antipyretica.* Es ist das Verdienst von KÖNIGER, nachgewiesen zu haben, daß auch diese Stoffe bei geeigneter Dosierung *Herdreaktionen* und *Allgemeinreaktionen*, evtl. sogar *Temperatursteigerungen* in einer Weise herbeizuführen imstande sind, die diese Wirkung als eine *unspezifische* klar charakterisiert. Daß manche als Chemotherapeutica angesehene Stoffe, z. B. *kolloidale Metalle* oder injizierbare *Farbstoffe*, in der Tat wohl kaum direkt auf die Erreger, sondern durch die Anregung der natürlichen Abwehrkräfte wirken, wurde bereits früher erwähnt. Die Auslösung unspezifischer Abwehrvorgänge durch ein chemisches Mittel konnte auf S. 25 an dem Beispiel des *Nirvanols* ausführlich dargestellt werden. Wichtig ist auch, daß manche chemische Stoffe sogar bei *peroraler* Verabfolgung deutliche Reaktionsänderungen im Sinne der unspezifischen Therapie herbeiführen können, wie es beim Yatren durch ZIMMER und SCHULZ gezeigt wurde.

Es ist schließlich noch zu erwähnen, daß wir in den uralten Methoden des *Aderlasses* und der *Abführmaßnahmen* ebenfalls unspezifisch wirksame Eingriffe vor uns haben, die zweifellos auch eine umstimmende

Wirkung haben können und deren häufigere Anwendung in den letzten Jahren mit Recht wieder vielfach empfohlen wird. Es ist ASCHNER zuzustimmen, wenn er diese Behandlungsmethoden neuerdings wieder sehr energisch propagiert. Ob es nun allerdings richtig ist, wenn ASCHNER diese zweifellos von vielen Ärzten von je häufig angewandten Methoden mit heranzog, um von einer Neuorientierung und von einer *Krisis der Medizin* zu reden, erscheint uns zum mindesten zweifelhaft. Dieser Forscher bezeichnete die *„Konstitutionstherapie"* als den Ausweg aus der jetzigen Krisis. Auch dieser Begriff der Konstitutionstherapie erscheint uns, insbesondere wenn wir daran denken, daß es sich bei den unspezifischen Maßnahmen häufig um *kurzdauernde* Änderungen in den Regulationen des Organismus handelt, während wir unter Konstitution doch immerhin angeborene oder erworbene Eigenschaften von einer gewissen Dauerhaftigkeit zu sehen gewöhnt sind, wenig geeignet, ein tieferes Verständnis für die Vorgänge der unspezifischen Änderungen im Organismus herbeizuführen. ASCHNER stellt unter der Konstitutionstherapie folgende Methoden auf: Aderlaß, Ableitung auf den Darm, Brechmittel, resolvierende Methoden, Ableitung auf die Niere, emmenagoge Heilverfahren, Ableitung auf die Haut, antidyskratische Methoden. Es ist aus unserer Darstellung hervorgegangen und für manche dieser Heilmittel auch sonst allgemein bekannt, daß hier in geeigneten Krankheitsfällen große therapeutische Möglichkeiten vorliegen. Wir halten es aber nicht für sehr glücklich, wenn der Versuch gemacht wird, diese uralten Heilschätze dadurch wieder zu beleben, daß hiermit alte unklare Begriffe wieder lebendig gemacht werden, etwa man müsse: „überflüssige und schlechte Säfte beseitigen" oder man solle als Medikament „erhitzende und das Blut wärmer machende Substanzen" geben. Auch erscheint uns ein Fortschritt zweifelhaft, wenn ASCHNER etwa 600 Arzneien, die für diese Konstitutionstherapie geeignet seien, aufführt, die er kaum selbst so genau durchgeprüft haben dürfte, daß ein wissenschaftlich begründetes Urteil hierüber möglich ist. Dafür wird allerdings erwähnt, daß es sich um „aus alten Kräuterbüchern entnommene Mittel handelt".

Wir halten es für nötig, mit den Methoden der modernen Klinik zunächst bei *wenigen* unspezifischen Heilmitteln zu untersuchen, welche klar erkennbaren Veränderungen z. B. in der Morphologie, Chemie und physikalischen Chemie des Blutes hierbei zustande kommen, und welche Heilwirkungen eintreten. Mit wenigen Mitteln, die man genau kennt, wird man wohl immer weiter kommen, als mit vielen, über die nur unklare Vorstellungen herrschen.

Wenn wir unsere gesamte Darstellung übersehen, so hoffen wir, daß aus ihr der Eindruck hervorgeht, daß es sich bei den Methoden der unspezifischen Behandlung um ein sehr *wertvolles und auch weiterhin noch ausbauungsfähiges Gebiet der Heilkunde* handelt. Es ist berufen, *neben den Errungenschaften der spezifischen Behandlung* und *gemeinsam* mit ihnen in den Händen des Arztes ein wichtiges Hilfsmittel zu sein. Gemeinsam mit spezifisch wirkenden Mitteln sind unspezifische Maßnahmen besonders wichtig, wenn durch sie die Reaktionsfähigkeit des Organismus so geändert wird, daß die spezifischen Mittel intensiver helfen können. Eine solche *Kombination* spielt schon heute, wie wir bereits zeigten, eine praktische Rolle. Wir denken an die Änderung der Reaktionsfähigkeit des Organismus für die Wirkung der Strahlen (S. 62/63), an die Verstärkung der diuretischen Wirkung von Quecksilberpräparaten durch die Herbeiführung einer azidotischen Stoffwechselrichtung (S. 64), und schließlich an die schon vielfach festgestellte Verstärkung der Wirkung der *antisyphilitischen Specifica durch die Kombination derselben mit der Fiebertherapie.*

Schließlich erscheint es uns noch wichtig, daß der geschilderte innige Zusammenhang der verschiedenen vegetativen Regulationsvorgänge bei unspezifischen Maßnahmen auch auf die sog. *symptomatische Therapie* ein Licht zu werfen geeignet ist. Wir sind lange gewohnt gewesen, die ledigliche Beeinflussung von einzelnen Krankheitssymptomen durch bestimmte Mittel als eine nicht ganz vollwertige Behandlungsmethode in Ermangelung von wirklich an den Wurzeln des Übels angreifenden Heilmethoden anzusehen. Wenn wir aber nur beispielsweise an das Symptom des Fiebers denken und uns überlegen, daß nach den von uns gegebenen Darstellungen die Änderungen des Wärmehaushaltes eng mit wichtigen anderen vegetativen Regulationsvorgängen gekoppelt sind, so daß eine Änderung der Körpertemperatur zwangsläufig auch andere wesentliche Lebensvorgänge tiefgreifend verändert, so kommen wir zu dem Ergebnis, daß auch eine wohl durchdachte symptomatische Therapie ein durchaus wertvolles Heilmittel sein kann, da es sich hierbei um ein tieferes Eingreifen in die physiologischen Regulationen handelt, als man wohl vielfach angenommen hatte. Für andere Symptome sind zweifellos ähnliche Zusammenhänge anzunehmen.

Wenn man in dieser Weise sich von der großen Wirksamkeit der unspezifischen Behandlungsmethoden überzeugt hat, so kann dieses in letzter Zeit wieder neu erschlossene Gebiet der Heilkunst in einer erfreulichen Weise dazu beitragen, einen gewissen *therapeutischen Pessimismus,* der aus dem vorigen Jahrhundert in den Kreisen vieler Ärzte und gerade der gebildeten Laien heute noch vorhanden ist, zu verringern. Gerade gebildete Kranke hört man häufig dem Arzte gegenüber erklären, abgesehen von wenigen Krankheiten, gegen die man ja bestimmte Heilmittel besäße, wie etwa Diphtherie, Malaria, Syphilis und noch einige mehr, könne der Arzt doch in den meisten Fällen keine wirklich begründete und wirksame Behandlung durchführen, sondern stünden ihm nur Linderungsmittel oder recht wenig aussichtsreiche Versuche mit ganz unspezifischen Mitteln zur Verfügung. Der weitere wissenschaftliche Ausbau der unspezifischen Therapie wird die Aufgabe haben, auch diese Methoden der Heilkunde mehr und mehr zu einem vollwertigen und allgemein anerkannten Gebiet zu machen.

XIV. Schlußbemerkung.

In den vorstehenden Abschnitten konnten nur einige wesentliche Grundzüge der unspezifischen Behandlungsmethoden dargestellt werden. Es ist wohl unumgänglich, daß eine solche Darstellung wie jeder gedrängte Überblick über ein großes Gebiet lückenhaft und in vielem subjektiv sein muß. Wir hielten es für wesentlich zu zeigen, daß trotz der großen Zahl der vorgeschlagenen Methoden und der verwirrenden Fülle der Einzelheiten bereits *einzelne Gesetzmäßigkeiten* erkennbar sind, welche für die Wirkung dieser Heilmethoden Bedeutung haben. Es ist bezeichnend für die Stellung der Heilkunst insbesondere den Disziplinen der reinen Naturwissenschaft gegenüber, daß in der Praxis durch die Not der Krankheit sehr häufig eine Lage geschaffen wird, in der vom Arzt Handeln und Helfen verlangt wird, auch wenn für ihn auf Grund des noch unvollkommenen Ausbaues der wissenschaftlich-therapeutischen Grundlagen noch keine klaren und zuverlässigen Regeln erkennbar sind. Um so mehr ist es nötig, sich auf die Grundlagen der Behandlungsmethoden zu besinnen, welche bisher auf Grund der ärztlichen Erfahrung und der methodischen wissenschaftlichen Untersuchungen als fester Boden zu betrachten sind. Große Gebiete des Problems der unspezifischen Therapie sind noch unbestellt und harren der planmäßigen Bearbeitung. Es erscheinen mir hier besonders Untersuchungen wichtig und notwendig zu sein, welche die dargestellten bisherigen Ergebnisse über die grundlegenden Fragen der *Dosierung,* der *Intervalle* und der *Reaktionsfähigkeit* des Organismus weiter ausbauen. Ferner wird es auch weiterhin die Aufgabe sein, bei jedem einzelnen Mittel mit dem gesamten wissenschaftlichen Rüstzeug der modernen Klinik zu untersuchen, welche methodisch greifbaren Veränderungen dadurch im Organismus ausgelöst werden. Die systematische Untersuchung zunächst weniger Methoden ist zweifellos wichtiger, als das Ausprobieren von immer neuen Heilmitteln und Kombinationen, zu denen unsere Zeit so sehr neigt.

Unsere Darstellung der Wirkung der unspezifischen Therapie hat gezeigt, daß sie zu *Reaktionsänderungen im Organismus nach ganz bestimmten physiologischen Gesetzen führt, wie sie in ähnlicher Weise sowohl für normale Vorgänge im Organismus als auch besonders für den physiologischen Verlauf von Infektionskrankheiten gelten.* Daß hierdurch die

Bedeutung der *natürlichen Abwehrvorgänge* des Organismus in ein besonders helles Licht gerückt worden ist, halten wir für einen der wertvollsten prinzipiellen Fortschritte, welche die Beschäftigung mit den unspezifischen Heilmethoden gebracht hat. Die alte Lehre der hippokratischen Medizin, daß die vornehmste Aufgabe des Arztes die Unterstützung der natürlichen Heilkräfte des Organismus (Physis) sei, die wir bei vielen bedeutenden Ärzten durch die Jahrhunderte immer wieder finden, wird gerade durch die neuere Erforschung der unspezifischen Behandlungsmethoden wieder mit neuem Inhalt erfüllt. Dieses Ziel der Heilung durch Ausnutzung und Unterstützung der natürlichen Abwehrkräfte war zeitweilig unter dem Eindruck der großen Erfolge der spezifischen Therapie, insbesondere der Chemotherapie, zweifellos etwas in den Hintergrund getreten.

Am schönsten scheint uns der Gedanke, daß der Arzt in seiner Heilkunst den Wegen der im Organismus ablaufenden natürlichen Abwehrvorgänge folgen soll, ausgedrückt zu sein in den Worten eines Großen unter den deutschen Ärzten, die vor 400 Jahren geschrieben sind. Die Bedeutung der *natürlichen Abwehrvorgänge des Organismus*, die aus der Betrachtung der unspezifischen Therapie in so eindrucksvoller Weise hervorgeht, können wir nicht besser in Worte fassen, als wenn wir an den Schluß unserer Betrachtung einige Sätze aus dem „*Labyrinthus medicorum*" des *Theophrastus Paracelsus* setzen: „Alle Arznei sind beschaffen von wegen der Kranken. Nun sind ihr zwei, die eine äußerlich, die ander innerlich: Die äußerlich tut der Mensch selbst, die innerlich tut die Natur: und das versteht also: Der Mensch ist mit allen Krankheiten beladen und ihnen allen unterworfen, sobald er von Mutterleib kommt und in Mutterleib: Und wär nicht möglich, daß er möcht geboren werden mit dem Leben, mit der Gesundheit, so der inwendig Arzt nicht wäre. Nun wie er also voller Krankheiten ist, und das in seiner Natur angeboren hat: Wo nun Krankheiten sind, da sind auch Arznei und der Arzt. Also ist die Krankheit von Natur angeboren. Von Natur hat er auch wider ein jedliche Krankheit Arznei: und wie er hat den Destructorem Sanitatis von Natur, also hat er auch Conservatorem Sanitatis von Natur ... Wo nun Abziehen ist in Conservatore und Zunehmen in Destructore, da soll der auswenig Arzt ansehen und den Destructorem vertilgen und überwinden und in die Fußstapfen treten, darin der Conservator angefangen: wo er aufhört, an dem Ort anfangen ... Aber der Arzt, der äußerlich ist, gehet erst an, wenn der angeboren erliegt, verzablet, ermüdet ist, so befiehlt er sein Amt dem äußern ... Also soll nun der Mensch wissen und verstehen, so Gott ihm sein natürlichen Arzt und sein natürlich Arznei ... nit geben hätt und geschaffen: des äußeren Arztes halber bliebe nichts beim Leben."

Literaturverzeichnis.

Ausführliche Literaturangaben finden sich in den Monographien von PETERSEN und WEICHARDT, STEJSKAL sowie KÖNIGER. In folgendem Verzeichnis sind nur die im Text zitierten Arbeiten angegeben.

ABDERHALDEN u. WERTHEIMER: Studien über den Einfluß der Ernährung auf die Wirkung bestimmter Inkretstoffe. Pflügers Arch. **203, 205, 207.** — ADLER, siehe BETHE-BERGMANN. — ADLERSBERGER und PORGES, vgl. ZONDEK. — AGAZZI: Über den Einfluß einiger Arsenpräparate auf die Intensität von bakteriellen Antikörpern (Agglutininen) beim Kaninchen. Z. Immun.forschg. **1,** 736 (1909). — AKIYA: Klinische und experimentelle Studien über die anorganischen Salze und das Säurebasengleichgewicht im Blut bei Fieber. Z. klin. Med. **109,** 312 (1928). — ALLAN: Diabetic Acidosis and leukocytosis. Amer. J. med. Sci. **174,** 506—510 (1927). — ANDERSEN: (1) Die Bedeutung der Ernährung für die Therapie. Mitt. Ver. schleswig-holstein. Ärzte **34,** Nr. 17 (1925). — (2) Das Gemeinsame der Strahlen-, Proteinkörper- und Insulin-Wirkung. Münch. med. Wschr. **1925,** Nr. 21. — (3) Die Bedeutung der Ernährung für die Therapie. Fortschr. Med. **1926,** Nr. 3. — (4) Beeinflussung von Krankheiten durch diätetische Behandlung und durch Salze. Berl. Klin. **1928,** H. 385. — ANDREWS: Lancet **2, 8,** 83.

BACMEISTER u. HENES: Dtsch. med. Wschr. **39,** 544 (1913). — BAHN, vgl. STAHL u. BAHN. — BALINT: Ulkusproblem und Säurebasengleichgewicht. Karger 1927. — BARDENHEUER: Über Wunddiätetik in der Geburtshilfe. Münch. med. Wschr. **1929 II,** 1205. — BARNER: Untersuchungen komatöser und präkomatöser Zustände bei Diabetes mit der biologischen Leukocytenkurve. Z. klin. Med. **105** (1927). — BARR: Studies in the physiology of muscular exercise. J. of biol. Chem. **56,** 539 (1923). — BERG, RAGNAR: Die Nahrungs- und Genuß-Mittel. Dresden: Emil Pahl 1925. — BERGMANN, v.: Rachitis und Tuberkulosebehandlung. Dtsch. med. Wschr. **1929,** 1407. — BERNHARDT: (1) Zur Frage des Mineralstoffwechsels bei der Azidose. Z. klin. Med. **100 u. 104.** — (2) vgl. BOMMER u. BERNHARDT. — BERTRAM u. BORNSTEIN, vgl. BETHE-BERGMANN, Bd. 5. Berlin: Julius Springer 1928. — BETHE-BERGMANN, EMBDEN u. ELLINGER: Handbuch der normalen und pathologischen Physiologie. Berlin: Julius Springer 1928. — BIELING: Retikulo-Endothel und Immunität. Zbl. Bakter. **110** (Beil.), 195 (1928). — BIER: (1) Die Transfusion von Blut, insbesondere von fremdartigem Blut, und ihre Verwendbarkeit zu Heilzwecken von neuen Gesichtspunkten betrachtet. Münch. med. Wschr. **1901,** Nr. 15. — (2) Heilentzündung und Heilfieber mit besonderer Berücksichtigung der parenteralen Proteinkörpertherapie. Münch. med. Wschr. **1921,** Nr. 6. — (3) Reiz und Reizbarkeit. Münch. med. Wschr. **1921,** Nr. 46 u. 47. — (4) Über Organhormone und Organtherapie. Münch. med. Wschr. **1929,** 1027. — BIGWOOD: Perturbation de l'équilibre acide-base du sang dans l'épilepsie. C. r. Soc. Biol. Paris **89** (1923). — BINGEL: Über Behandlung der Diphtherie mit gewöhnlichem Pferdeserum. Dtsch. med. Wschr. **1927,** Nr. 27. — BOGENDÖRFER: (1) Über den Einfluß des Zentral-Nervensystems auf Immunitätsvorgänge. Arch. f. exper. Path.

124, 65—72 (1927); (2) 126, H. 5/6 (1927); (3) 133, 107 (1928). — BOKELMANN u. ROTHER: (1) Z. Geburtsh. 86 (1923); (2) 87 (1924). — BOMMER u. BERNHARDT: Die Ernährungsbehandlung des Lupus vulgaris. Dtsch. med. Wschr. 1929, 1298. — BORCHARDT: (1) Neutrophile Leukocytose und Nebennieren. Klin. Wschr. 1928, 2440. — (2) Über die Bedeutung von Schilddrüsen und Nebennieren für das Fieber. Zugleich ein Beitrag über die Rolle der Nebennieren bei der Leukocytose und die mutmaßliche Annahme eines nervösen Leukocytenzentrums. Arch. f. exper. Path. 137, H. 1/2 (1928). — BÖRNER-PATZELT, GOEDEL u. STANDENATH: Das Retikulo-endothel. Thieme 1925. — BORNSTEIN: Über Adrenalinglykämie. Biochem. Z. 114, 157 (1921). — BORNSTEIN, vgl. BERTRAM u. BORNSTEIN. — BUCHNER: (1) Die chemische Reizbarkeit der Leukocyten und deren Beziehung zur Entzündung und Eiterung. Berl. klin. Wschr. 1890, Nr. 20, 30, 47. — (2) Tuberkulinreaktion durch Proteine unspezifischer Bakterien. Münch. med. Wschr. 1891, Nr. 49. — BÜRGER: Pathologisch-Physiologische Propädeutik. Berlin: Julius Springer 1924. — BÜRGER u. GRAUHAN: Über postoperativen Eiweißzerfall. 3. Mitt.: Die post-operative Azotämie. Z. exper. Med. 42, 345.

CASPER: Veränderungen des weißen Blutbildes nach dem 100-m-Lauf bei Frauen. Z. phys. Ther. 30 (1925). — CHAUFFARD, LAROCHE u. GRIGAUT: Ann. Méd. 8, 69 (1920). — CHIARI u. JANUSCHKE: Hemmung von Transsudat- und Exsudat-bildung durch Kalziumsalze. Arch. f. exper. Path. 65 (1911). — CHVOSTEK, vgl. KRAUS u. CHVOSTEK. — CITRON u. LESCHKE, vgl. ZONDEK: Die Elektrolyte. — CLEVERS u. GOORMAGHTIGH: Bull. Acad. Méd. Belg. 1921, Sept. — COLLIN: The extraction of a parathyreoid hormone etc. J. of biol. Chem. 63, 395 (1925).

DENNIG: (1) Über die Säurebehandlung der Epilepsie. Dtsch. Z. Nervenheilk. 103 (1928). — (2) Untersuchungen über Azidose. Klin. Wschr. 1929, 2357. — DIELMANN: Med. Klin. 1929, Nr. 11. — DIENER u. WITSCH: Handelt es sich bei der Bäderwirkung um eine Reizkörpertherapie? Z. phys. Ther. 33, 149 (1927). — DIETRICH und KAUFFMANN: Z. exper. Med. 14, 357 (1921). — DIETRICH, Lit. siehe BÖRNER-PATZEL, GÖDEL u. STANDENATH. — DOERR: Die Anaphylaxie-forschung im Zeitraum von 1914—1921. Weichardts Ergebn. 5, 275 (1922). — DOERR u. HALLAUER: Der anaphylaktische Antikörper und seine Beziehungen zu den Proteinen sowie zu den anderen Antikörperfunktionen der Immunsera. Z. Immun.forschg 47, 363 (1926). — DOERR: Allergische Phänomene, vgl. BETHE-BERGMANN 13 (1929). — DOMAGK: Untersuchungen über die Bedeutung des retikuloendothelialen Systems für die Vernichtung von Infektionserregern und für die Entstehung des Amyloids. Virch. Arch. 253, 594 (1924). — DRESEL u. FREUND: Studien zur unspezifischen Reiztherapie. 2. Über die experimentelle Steigerung der Anthrakozidie im Blut. Arch. f. exper. Path. 91, 317 (1921). — DRESEL: Zur Pathogenese und Differentialdiagnose vegetativer Störungen. Die Ionenverschiebung bei der vagotonischen und sympathikotonischen Disposition so-wie bei der Tetanie und ihre Beziehungen zur Spasmophilie. Klin. Wschr. 1924, 311.

EBBECKE: (1) Über Gewebsreizung und Gefäßreaktion. Pflügers Arch. 199, 157 (1923). — (2) Endothelzellen, „Rougetzellen" usw. Klin. Wschr. 1923, Nr. 29 u. 37/38. — (3) Über Zellreizung und Permeabilität. Dtsch. med. Wschr. 1924, 131. — EGOROFF: (1) Die Veränderungen des Blutbildes während der Muskelarbeit beim Gesunden. Z. klin. Med. 100 (1924). — (2) Über einige Reaktionen des Organis-mus auf Muskelarbeit. Z. klin. Med. 104, 545 (1926). — EMBDEN u. FREUNDLICH: Biol. Verein Hamburg, Februar 1925. — EMMERICH, zit. nach KÖNIGER. — ERICH-SON: Adrenalinglykämie und respiratorischer Stoffwechsel. Z. exper. Med. 50, 637 (1926).

FALTA u. KAHN: Klinische Studien über Tetanie mit besonderer Berücksichti-gung des vegetativen Nervensystems. Z. klin. Med. 74, 108 (1912). — FEDER: (1) Über die Ausscheidung des Salmiaks im Harn. Z. Biol. 13, 256 (1877); (2) 14, 161 (1878).

— Fehleisen, zit. nach Königer. — Fehlow, vgl. Zimmer u. Fehlow. — Fischer, O.: (1) Prag. med. Wschr. 1919. — (2) Therapie der Metalues. Med. Klin. 1929, 329. — Földes u. Shermann: Über den Einfluß des Säurebasengleichgewichtes auf das weiße Blutbild. Z. klin. Med. 107, 731 (1928). — Förtig u. Wehsarg: Über die Veränderungen des weißen Blutbildes nach Alttuberkulingaben. Beitr. Klin. Tbk. 65 (1927). — Friedberger u. Masuda: Über den Einfluß des Salvarsans auf die Intensität der Antikörperbildung beim Kaninchen. Ther. Mh. 25, 288 (1911). — Friedemann, zit. nach Schlossberger, vgl. Bethe-Bergmann 13 (1929). — Freude: Über viscerale Reflexe auf lokale thermische Hautreize. Z. exper. Med. 53, 769 (1927). — Freude u. Ruhmann: Über viscerale Reflexe auf lokale thermische Hautreize. Z. exper. Med. 52, 339 (1926). — Freudenberg u. György: (1) Zur Pathogenese der Tetanie. Jb. Kinderheilk. 96, 5 (1921). — (2) Untersuchungen über die Pathogenese der kindlichen Tetanie. Klin. Wschr. 1922, Nr. 5. — (3) Die pathogenetischen Beziehungen zwischen Tetanie und Rachitis. Münch. med. Wschr. 1922, 422. — Freund: Studien zur unspezifischen Reiztherapie. Arch. f. exper. Path. 91, 272 (1921). — Freund u. Grafe: (1) Dtsch. Arch. klin. Med. 121 (1916). — (2) Untersuchungen über den nervösen Mechanismus der Wärmeregulation. Arch. f. exper. Path. 70, 135. — Freund u. Strassmann: Zur Kenntnis des nervösen Mechanismus der Wärmeregulation. Arch. f. exper. Path. 69, 12 (1912). — Freund, vgl. Dresel u. Freund. — Freundlich, vgl. Embden u. Freundlich. — Frey: Thrombopoese und Immunität. Dtsch. Arch. klin. Med. 162, 1. — Full u. Herxheimer: Über die Alkalireserve bei Sportsleuten. Klin. Wschr. 1926, 228. — Futaki, vgl. Gruber u. Futaki.

Gammeltoff, vgl. Hasselbalch u. Gammeltoff. — Gehrke: Organtherapie bei Nervenkrankheiten. Münch. med. Wschr. 1929, 1042. — Gehrke, vgl. Luetkens u. Gehrke. — Geppert: Z. klin. Med. 1881. — Gigon: Die Schwankungen in den wichtigsten Bestandteilen des Blutes und ihre klinische Bedeutung. Erg. inn. Med. 30 (1926). — Girgolaff: Über lokale Azidose der per primam heilenden Wunden. Zbl. Chir. 1924, 2297. — Goldscheider: Über den Einfluß der Bewegung auf den Organismus. Z. physik. u. diät. Ther. 23 (1919). — Gothein: Blutbild bei Malaria. Fol. haemat. (Lpz.) 1910, 1. Teil, Nr. 11. — Gottlieb, vgl. Meyer u. Gottlieb. — Gottschalk u. Pohle: Untersuchungen über den Mechanismus der Adrenalinhyperglykämie. Arch. f. exper. Path. 95, 75 (1922). — Gow: Intravenous protein therapie. Brit. med. J. 1, 284 (1920). — Grafe: (1) Infektion und zentral-nervöse Stoffwechselregulation. Münch. med. Wschr. 1927, Nr. 8. — (2) vgl. Bethe-Bergmann, Bd. 5. Berlin: Julius Springer 1928. — (3) vgl. Freund u. Grafe. — Grafe u. Grünthal: Untersuchungen zur Frage des Gesamtstoffwechselzentrums. Verh. dtsch. Ges. inn. Med. 41, 176. Kongr. 1929. — Grünthal, vgl. Grafe u. Grünthal. — Grieshammer, vgl. Schittenhelm, Weichardt u. Grieshammer. — Grigaut: Le cycle de la Cholestérinémie. Paris 1913. — Groer, v.: (1) Zur Frage der sog. Vakzine- oder Bakteriotherapie: Ergotrope Therapie des Typhus abdominalis. Münch. med. Wschr. 1915, 1312. — (2) Wien. klin. Wschr. 1916. — (3) Ther. Mh. 1921, 423. — Gruber u. Futacki: Über die Resistenz gegen Milzbrand und über die Herkunft der milzbrandfeindlichen Stoffe. Münch. med. Wschr. 54, 249 (1907). — György, vgl. Freudenberg u. György.

Haldane: Experiments on the regulation of the blood's alkalinity. J. of Physiol. 55, 265 (1921). — Häbler: Die Physiko-Chemie der Entzündung und der Wundheilung. Erg. Chir. 21 (1928). — Hallauer, vgl. Doerr u. Hallauer. — Hasselbalch: Verbesserte Methodik bei der elektrometrischen Reaktionsbestimmung biologischer Flüssigkeiten. Biochem. Z. 49, 451 (1913). — Henes, vgl. Bacmeister u. Henes. — Herrmannsdorfer: (1) Über den Einfluß der Nahrung auf die Pufferkapazität des Blutes und den Heilverlauf und Keimgehalt granulierender Wunden. Dtsch. Z. Chir. **200**, 534 (1927). — (2) Die diätetische Vor- und Nachkur bei der operativen Behandlung der Lungentuberkulose. Leipzig: J. Barth 1929. — (3) Über Wunddiätetik. Z.ärztl. Fortbildg 1929, 580. — HERZFELD u. KLINGER: (1) Chemische Studien zur Physiologie und Pathologie. I. Die Immunitätsreaktionen. Biochem. Z. **83**, 42 (1917); (2) **85**, 1 (1918). — (3) Chemische Studien zur Physiologie und Pathologie. V. Über lösliche und unlösliche Kolloide, über echte und unechte Gallerten. Das Protoplasma und das Problem der Zellpermeabilität. Biochem. Z. **88**, 232 (1918). — HERXHEIMER: (1) Beiträge zur Entstehung des Trainingszustandes. Z. klin. Med. **103**, 722 (1926). — (2) Die Veränderungen des weißen Blutbildes durch Muskelarbeit. Fol. haemat. (Lpz.) **35** (1928). — (3) vgl. FULL u. HERXHEIMER. — HEUBNER: Zur Pharmakologie der Reizstoffe. Arch. f. exper. Path. **107**, H. 3/4. — HEYN: Beiträge zum Verhalten der Leukocyten in der Gestationsperiode. Z. Geburtsh. **1923**. — HIRSCH: J. inf. Dis. **29** (1921). — HIRSCHFELD u. HITTMAIR: Über den Einfluß parenteral eingeführter Eiweißkörper auf die zellige Zusammensetzung der Bauchflüssigkeit. Z. exper. Med. **53**, 382 (1926). — HITSCHCOCK: The effect of ingested adrenalin chloride on basal metabolism. J. of Physiol. **69**, 271 (1924). — HITTMAIR, vgl. HIRSCHFELD u. HITTMAIR. — HÖBER: Physikalische Chemie der Zelle und der Gewebe. Engelmann, 5. Aufl. — HOFER, vgl. SEGERATH u. HOFER. — HOFF: (1) Über unspezifische Intrakutantherapie und biologische Hautfunktion. Münch. med. Wschr 1923, 293. — (2) Über Hautfunktion und Intrakutaninjektion. Med. Klin. 1924, Nr. 38. — (3) Über die Wasserstoffionenkonzentration im Sputum. Klin. Wschr. 1925, Nr. 22. — (4) Über Ödem und Novasuroldiurese. Verh. dtsch. Ges. inn. Med. 1925, 351. — (5) Über die Wirkung der Intrakutaninjektion. Z. klin. Med. **102**, 745 (1926). — (6) Über das Manifestwerden latenter Gehirnkrankheiten durch die Menstruation. Dtsch. Arch. klin. Med. **150**, 83 (1926). — (7) Untersuchungen über das weiße Blutbild und seine biologischen Schwankungen. Krkh.forschg **4**, 89 (1927). — (8) Über Dermographia elevata. (II. Mitteilung zur Permeabilität der Kapillaren.) Z. exper. Med. **57**, 253 (1927). — (9) Blut und vegetative Regulation. Erg. inn. Med. **33** (1928). — (10) Kritik und praktische Bedeutung des Blutbildes. Erg. Med. **13** (1929). — (11) Postoperative Tetanie. Klin. Wschr. 1929, 1833. — (12) Über den Einfluß von Bakterienstoffen auf das Blut. Z. exper. Med. **67**, 615 (1929). — HOFF u. KELS: Über paroxysmale Hämoglobinurie. Dtsch. Arch. klin. Med. **160** (1928). — HOFF u. VON LINHARDT: Über die zentral-nervöse Regulation des Blutes. Z. exper. Med. **63**, 277 (1928). — HOFF u. SIEVERS: Zur Frage der Abhängigkeit der Blutveränderungen vom vegetativen Nervensystem usw. Münch. med. Wschr. 1924, 293. — HOFF u. SPAETH: Experimentelle Änderung der Hautempfindlichkeit gegenüber ultravioletten Strahlen durch „saure" bzw. „alkalische" Kost. Röntgenpraxis 1929, 600. — HOFF u. WALLER: Untersuchungen über das weiße Blutbild bei Intrakutaninjektionen usw. Münch. med. Wschr. 1923, Nr. 22. — HOFF, vgl. SCHADE CLAUSSEN, HÄBLER, HOFF, MOCHIZUCKI u. BIRNER. — HOFFMANN, E.: (1) Die nach innen gerichtete Schutz- und Heilwirkung der Haut (Esophylaxie). Karger 1927. — HOFFMANN, vgl. SCHILLING, HOFFMANN u. a. — HOLLER, MELICHER u. REITER: Blutbild und Menstruation. Z. klin. Med. **100** (1924). — HOLZAPFEL: Über die wirksame Substanz bei dermographischen Erscheinungen. Diss. Erlangen 1930. — HOLZER, vgl. ROSENTHAL u. HOLZER. — HOPMANN: Zur Kenntnis der Salmiakazidose. Z. exper. Med. **46**, 73 (1925).

JAHN u. STURM: Gasstoffwechselbestimmung und Kohlensäurebindungsfähigkeit des Blutes. Dtsch. Arch. klin. Med. **163** (1929). — JEHN u. L. MEIER: Med. Wschr. 1928, Nr. 44. — JENDRASSIK u. ANTHAL: Kalium und Parasympathikus. Klin. Wschr. 1927, 1338. — JESIONEK: Zur Diätbehandlung der Hauttuberkulose. Münch. med. Wschr. 1929, 867. — JOSLIN, ROOT u. WHITE: Med. Clin. N. Amer. 1927, 10. — ISENSCHMIDT u. KREHL: Über den Einfluß des Gehirns auf die Wärmeregulation. Arch. f. exper. Path. **70**, 109 (1912). — Ito: Tohoku J. exper. Med. **8** (1926).

Kahler u. Knollmeyer: Über die Anwendung von künstlicher Hyperthermie als Ersatzmittel der experimentellen Fiebertherapie. Wien. klin. Wschr. **42**, 1342 (1929). — Kahn, vgl. Falta u. Kahn. — Kalk: Ein Beitrag zum Zusammenhang zwischen Wundheilung und Säurebasengleichgewicht. Klin. Wschr. **1929**, 1074. — Kauders: Med. Klin. **1929**, Nr. 34. — Kauffmann: (1) Die örtlich-entzündliche Reaktionsform als Ausdruck allergischer Zustände. Krkh.forschg **2**, H. 4—6. — (2) vgl. Dietrich u. Kauffmann. — Katz vgl. Zinn. — Kaznelson, vgl. Schmidt u. Kaznelson. — Keining: Mesenchymale Reiztherapie. München: Gmelin. — Kels, vgl. Hoff u. Kels. — Kihn: (1) Über therapeutische Rattenbißimpfungen bei Paralytikern. Z. Neur. **113**, 480 (1928). — (2) Die Behandlung der quartären Syphilis. München: J. F. Bergmann 1927. — (3) nach persönlicher Mitteilung an den Verfasser. — Kirow: Wratschebnoje Delo **1928**, Nr. 24. — Klein, zit. nach Bethe-Bergmann, **13**, vgl. Doerr **1929**. — Klemperer: Ther. Gegenw. **1929**, H. 7. — Kligler u. Weitzmann: J. of exper. Med. **44**, 409 (1926). — Klinger, vgl. Herzfeld u. Klinger. — Knollmeyer, vgl. Kahler u. Knollmeyer. — Königer: Krankenbehandlung durch Umstimmung. Thieme 1929. — Kraus, F.: (1) Allgemeine und spezielle Pathologie der Person. Besonderer Teil. Leipzig: Thieme 1926. — (2) Experimentelle und klinische Betrachtungen über die Gleichförmigkeit von Nerven-, Hormon-, Gift- und Ionenwirkung usw. Nothnagels Vorträge **1927**, H. 2. — Kraus u. Chvostek: Wien. klin. Wschr. **1891**, 104. — Krehl, vgl. Isenschmidt u. Krehl. — Kroetz: (1) Die Allgemeinwirkung der Röntgenstrahlen und der Proteinkörper nach fortgesetzten Versuchen über ihren Einfluß auf den Blutchemismus. Fortschr. Röntgenstr. **33**, 67 u. 73. Kongreßh. 1925. — (2) Die stofflichen Veränderungen, die dem Einfluß von Hautentzündungen auf den Gesamtkörper zugrunde liegen. 37. Kongreß inn. Med. **1925**, 245. — (3) Zur Kenntnis der Wirkungen des kalten Vollbades. Z. exper. Med. **52**, 760 (1925). — (4) Experimentelle Änderungen im vegetativ-nervösen Gleichgewicht des Menschen und ihr Einfluß auf die mineralische Gesamtbilanz. Verh. dtsch. Kongr. inn. Med. **1927**, 254. — (5) Zur Biochemie der Strahlenwirkungen. Arch. f. exper. Path. **120**, 351 (1927). — (6) Theoretische und praktische Grundlagen der Diätbehandlung mit sauren und alkalischen Kostformen. Münch. med. Wschr. **1929**, 1788. — (7) Zu den theoretischen Grundlagen der Diätbehandlung der Tuberkulose. Med. Klin. **1929**, Nr. 29. — Kross: Effect of Protein-Injections of Infections. J. med. Res. **43**, 29 (1922).

Lampl: Weitere Beiträge zur symptomatischen Therapie der chronischen Encephalitis. Med. Klin. **1929**, 1353. — Lange: Dtsch. Arch. klin. Med. **94** (1908). — Lasch u. Perutz: Experimentelle Untersuchungen über die Ursache des Leukocytensturzes nach Intrakutaninjektion. Z. exper. Med. **48**, 356 (1926). — Leschke, vgl. Citron u. Leschke. — Leupold u. Bogendörfer: Dtsch. Arch. klin. Med. **140**, 28 (1922). — Lewis: Die Blutgefäße der menschlichen Haut usw. Übersetzung von Schilf. Karger 1928. — Leyden: Über die Respiration im Fieber. Dtsch. Arch. klin. Med. **7**, 536 (1870). — Lichtenberg, zit. nach Novak. — Liebermeister: Untersuchungen über die quantitativen Veränderungen der Kohlensäureproduktion beim Menschen. Dtsch. Arch. klin. Med. **8** (1871). — Liehr: Über eine Fieberbehandlung der progressiven Paralyse mit einem unspezifischen Reizmittel (Pyrifer). Inaug.-Diss. Freiburg 1925. — Liesenfeld: Klinische Versuche und Beobachtungen mit der Diätbehandlung der Lungentuberkulose nach Sauerbruch-Hermannsdorfer-Gerson während $1^1/_2$ Jahren. Brauers Beitr. Klin. Tbk. **72**, 252 (1929). — Löhlein: Die Gesetze der Leukocytentätigkeit usw. Jena 1923. — Luetkens u. Gehrke: Organtherapie der Leber-Gallenwegeerkrankungen. Münch. med. Wschr. **1929**, 1035. — Luithlen: (1) Über Kolloidtherapie. Wien. med. Wschr. **1921**,

Nr. 37. — (2) Das gegenseitige Kationenverhältnis bei verschiedener Ernährung und bei Säurevergiftung. Arch. f. exper. Path. 68.

MADSEN, vgl. SALOMONSEN u. MADSEN. — MARX: Über die Wirkung von Lichtbädern auf den Blutdruck. Klin. Wschr. 1928, 795. — MASUDA, vgl. FRIEDBERGER u. MASUDA. — MATTHES: Die experimentellen und biologischen Grundlagen der Proteinkörpertherapie. Dtsch. med. Wschr. 1927, 1715. — MAUREK: Über Nukleininjektionen bei Lupus. Wien. med. Wschr. 1893, 1450. — MELICHER, vgl. HOLLER, MELICHER u. REITER. — MEIER, L., vgl. JEHN u. L. MEIER. — MEMMESHEIMER: Hautreize und Hautesophylaxie. Abh. über Dermatol. u. Syphilidologie, N. F., H. 9. Meinhold 1927. — MENDEL: Über die Hitzeempfindlichkeit der Krebszelle. Erwiderung. Klin. Wschr. 1928, 847. — METALNIKOW: Kongreßzbl. inn. Med. 33. — METZGER: Über menstruellen Ikterus. Münch. med. Wschr. 1905, 1145. — MEYER, L.: Die Behandlung der allgemeinen progressiven Paralyse. Berl. klin. Wschr. 1877, 289. — MEYER, H. H.: Pharmakologische Grundlagen der Reizkörpertherapie. Wien. med. Wschr. 1925, Nr. 25/26. — MEYER u. GOTTLIEB: Experimentelle Pharmakologie. Urban und Schwarzenberg, 6. Aufl. — MINKOWSKI: Mitt. med. Klin. in Königsberg 1888, 174. — MOEVES: Über Heilbehandlung mit Pyrifer. Med. Klin. 1929, Nr. 1. — MÖLLENDORF, v.: Über das Zellnetz im lockeren Bindegewebe und seine Stellung zum retikuloendothelialen Stoffwechselsystem. Münch. med. Wschr. 1926, 3. — MUCH, H.: Moderne Biologie. 1.—3. Vortrag. Kabitzsch 1921 u. 1922. — MÜLLER, E. F.: (1) Der Leukocytensturz bei Intrakutaninjektion und bei der Widalschen Krise usw. Münch. med. Wschr. 1922 Nr. 43 u. 51. — (2) Über die Beziehungen der Haut und des autonomen Nervensystems zum qualitativen Blutbild. Münch. med. Wschr. 1924, 202. — (3) Die Beziehungen der Haut zum autonomen Nervensystem. Arch. f. Dermat. 145. — MÜLLER, L. R.: (1) Über die krankhaften Störungen der Lebenstriebe. Münch. med. Wschr. 1926, Nr. 35. — (2) Über die Triebe und über deren Zustandekommen. Wien. klin. Wschr. 1926, Nr. 6. — (3) Die Lebensnerven. Berlin: Julius Springer, 2. u. 3. Aufl. im Druck. — MÜLLER, PIUS: Über die Pufferfähigkeit des Blutes bei eitrigen Erkrankungen mit Allgemeininfektionen. Dtsch. Z. Chir. 209, 241.

NAGERA: El Siglo Medico 1929, 778. — NAEGELI: Korresp.bl. Schweiz. Ärzte 1905, Nr. 24. — NAITO: Tohoku J. exper. Med. 1, 131. — NASSROLLAH, zit. nach BIER. Münch. med. Wschr. 1929, Nr. 25. — NATHAN u. STERN: Über den Mineralgehalt der Haut unter normalen und pathologischen Verhältnissen. Dermat. Z. 53—57. 1.—5. Mitt. — NEUSCHLOSS, vgl. BETHE-BERGMANN. — NOVAK: Die Erkrankungen des weiblichen Genitales in Beziehung zur inneren Medizin. Supplement zu Nothnagel, Path. u. Ther.

OELLER: Über die Bedeutung der Zellfunktion bei Immunitätsvorgängen. Dtsch. med. Wschr. 1923, 1287.

PATON, NOËL: J. of Phys. 22, 121 (1897). — PELLÀTHY u. FERNBACH: Über die Wirkung des Parathyreoideaextraktes auf das Blutbild. Endokrinol. 3, 406—412 (1929). — PERLMANN u. v. SAUER: Die Säure-Alkaliumstimmungstherapie der Harnwegsinfektionen. Münch. med. Wschr. 1929, 1793. — PERUTZ, vgl. LASCH u. PERUTZ. — PETERSEN u. WEICHARDT: Proteintherapie und unspezifische Leistungssteigerung. Berlin: Julius Springer 1923. — PICK: Zur Kenntnis der Immunkörper. Beitr. chem. Phys. 1, 351 (1902). — PLAUT, zit. nach KIHN 1. — POHLE, vgl. GOTTSCHALK u. POHLE. — PORGES, vgl. ADLERSBERGER u. PORGES.

REITER: (1) Zur Bedeutung der „stummen Injektion". Klin. Wschr. 7, 2181 (1928). — (2) vgl. HOLLER, MELICHER u. REITER. — RICHTER: Über Temperatursteigerung und alimentäre Glykosurie. Fortschr. Med. 16, 321 (1898). — RITSCHL, HEFTER, HUSLER, DE RUTTER, zit. nach STETTNER. — RONA u. TAKAHASHI: (1) Über das Verhalten des Kalziums im Serum und über den Gehalt der Blutkörperchen an Kalzium. Biol. Z. **31**, 336 (1911). — (2) Beitrag zur Frage nach dem Verhalten des Calciums im Serum. Biol. Z. **49**, 370 (1913). — ROSENOW: (1) Über Hirnstichleukocytose. Verh. dtsch. Ges. inn. Med. 40. Kongr. **1928,** 385. — (2) Hirnstichleukocytose. Untersuchungen über die zentral-nervöse Regulation. Z. exper. Med. **64**, 452 (1929). — ROSENTHAL u. HOLZER: Über die nervöse Beeinflussung des Agglutinationsspiegels. Berl. klin. Wschr. **1921**, Nr. 25. — ROTHER, vgl. BOKELMANN u. ROTHER. — ROTHLIN: Zusammenfassende Betrachtung des heutigen Standes der Vitaminfrage in theoretischer und praktischer Hinsicht. Schweiz. med. Wschr. **1922**, 195. — ROTHLIN: Über die pharmakologische und therapeutische Wirkung des Ergotamins auf den Sympathikus. Klin. Wschr. **1925**, 1437. — RUHMANN, vgl. FREUDE u. RUHMANN. — RYNKI UEKI: Untersuchungen über die Veränderungen der Pufferpotenz bei Muskelarbeit. Pflügers Arch. **1924**, 203.

SACHS: Antigene und Antikörper. Vgl. BETHE-BERGMANN, **13.** — SALCHOW, vgl. NATHER u. SALCHOW. — SALKOWSKI: Über den Vorgang der Harnstoffbildung im Tierkörper und den Einfluß der Ammoniaksalze auf denselben. Hoppe-Seylers Z. physiol. Chem. **1** (1877). — SALOMONSEN u. MADSEN: C. r. Acad. Sci. Paris **1926,** 1229 (1898). — SATAKé: Tohoku J. exper. Med. **8** (1926). — SAUERBRUCH: Wundinfektion, Wundheilung und Ernährungsart. Münch. med. Wschr. **1924,** 1299. — SAXL: Fortschritte und Probleme in der Therapie innerer Krankheiten. Berlin: Julius Springer. Wien 1926. — SCHADE: (1) in HALBAN-SEITZ: Biologie und Pathologie des Weibes. — (2) Die physikalische Chemie in der inneren Medizin. Steinkopff. 3. Aufl. — (3) Der gegenwärtige Stand der Untersuchungen über die Heilwirkung der Moore. Veröff. Z.stelle Bal. N. F. **1926,** H. 3. — SCHADE u. CLAUSSEN: Die Tuberkulose und Entzündungsazidose. Beitr. Klin. Tbk. **62**, 300 (1925). — SCHADE, CLAUSSEN, HÄBLER, HOFF, MOCHIZUCKI u. BIRNER: Weitere Untersuchungen zur Molekularpathologie der Entzündung: Die Exsudate. Z. exper. Med. **49** (1926). — SCHIFF: Der Säurebasenhaushalt des gesunden und kranken Kindes. Erg. inn. Med. **12** (1928). — SCHILLING: Das Blutbild usw. Fischer, 7. Aufl. — SCHILLING, HOFFMANN u. a.: Biologisch klinische Blutstudien über allgemeine Infektionsfragen an der Impfmalaria der Paralytiker. Z. klin. Med. **1924**, 100. — SCHITTENHELM: Zur Frage der Proteinkörpertherapie. Münch. med. Wschr. **1922**, 1476. — SCHITTENHELM, WEICHARDT u. GRIESHAMMER: Eiweißumsatz und Überempfindlichkeit. Z. f. exper. Path. **10**, (1911/12). — SCHLAYER: Über die therapeutische Anwendung lebender Bakterien beim Menschen. Erg. Med. **12**, 131 (1928). — SCHLOSSBERGER: Immunität. Vgl. BETHE-BERGMANN, **13** (1929). — SCHMIDT, R.: (1) Über Proteinkörpertherapie und parenterale Zufuhr von Milch. Med. Klin. **1916**, 171. — (2) Über das Problem der Proteinkörpertherapie. Med. Klin. **1920**, 695. — SCHMIDT u. KAZNELSON: Klinische Studien über biologische Reaktionen nach parenteraler Zufuhr von Milch und Proteinkörpertherapie. Z. klin. Med. **83** (1916). — SCHÖN: Untersuchungen am Knochenmarksvenenblut des Hundes. Arch. f. exper. Path. **106**, 78 (1925). — SCHRIDDE: Studien und Fragen zur Entzündungslehre. Jena 1910. — SCHÜRER, vgl. STRASSMANN u. SCHÜRER. — SCHWAB, R.: Der Einfluß von Traubenzucker auf den Verlauf von Giftwirkungen. Z. exper. Med. **67,** 513 (1929). — SCHWARTAU: Inaug.-Diss. Göttingen 1929. — SCULLY: The reaktion after intravenous injektions of foreign protein. J. amer. med. Assoc. **69**, 20 (1917). — SEGERATH u. HOFER: Über die Fieberbehandlung mit Pyrifer. Ther. Gegenw. **1928,** Nr. 8. — SIEGMUND: (1) Klin. Wschr. **1922**, 2566. — (2) Retikuloendothel und aktives Mesenchym. Beihefte med. Klin. **1927**, Nr. 1. — SIEMERLING: Zur Behandlung der progressiven Paralyse und Tabes mit Pyrifer. Dtsch. med. Wschr. **1927**, Nr. 50. — SIMIČ: Immunität usw. **1929**, 173. — STAHL, R.: (1) Über das Wesen der „vegetativen Umstimmung" des Körpers und ihre Bedeutung für Physiologie,

Pathologie und Therapie. Med. Klin. 1923, Nr. 50. — (2) Die Bedeutung der Haut und des vegetativen Nervensystems für Herdreaktionen besonders der Bäder und Reiztherapie. Dtsch. med. Wschr. 1924, Nr. 35. — STAHL u. BAHN: Untersuchungen über physikalisch-chemische Veränderungen der Blutflüssigkeit nach warmen und kalten Bädern. Z. physik. Ther. 29, 57 (1924). — STAHL u. SCHMEGG: Untersuchungen über die Beeinflussung der Hautreaktionen durch die Bädertherapie. Z. physik. Ther. 27, 50 (1923). — STARKENSTEIN: Proteinkörpertherapie und Entzündungshemmung. Münch. med. Wschr. 1919, 205. — STEJSKAL: Neue therapeutische Wege, Osmotherapie, Proteinkörpertherapie, Kolloidtherapie. Safar 1924. — STEPP: Münch. med. Wschr. 65, 781 (1918). — STERN, vgl. NATHAN u. STERN. — STETTNER: (1) Über die Nirvanolkrankheit. Z. Kinderheilk. 45, 445 (1928). — (2) Über die Wirkung der Bakterieneiweißeinspritzung bei Kindern usw. Z. Kinderheilk. 48, 623 (1930). — STRASSMANN u. SCHÜRER. Z. Immun.forschg 12. — (2) vgl. FREUND u. STRASSMANN. — STRAUB: (1) Die Atmungsregulation und ihre Störungen. Erg. inn. Med. 1924, Nr. 25. — (2) Probleme des Mineralhaushaltes und der Ernährung. Klin. Wschr 1929, 44 u. 45. — STURM, vgl. JAHN u. STURM.

TAKAHASHI, vgl. RONA u. TAKAHASHI. — TOENIESSEN: (1) Über die Beziehungen des Blutzuckers zur Blutazidität. Verh. dtsch. Ges. inn. Med. 1921, 270. — (2) Die Bedeutung des vegetativen Nervensystems für die Wärmeregulation und den Stoffwechsel. Erg. inn. Med. 23, 141 (1923). — (3) siehe in L. R. MÜLLER: Die Lebensnerven. — TÖRÖK, LEHNER u. URBAN: Untersuchungen über die Entstehung von entzündungsvermittelnden Substanzen in der Haut nach Lichtbestrahlung, bei der Lichtentzündung und bei der Urticaria factitia. Krkh.forschg 5, 293 (1927). — TORRES-UMANA: Die Alkalireserve des Blutes und ihre Beziehungen zum Blutzucker bei Parasympathicusgiften. Z. exper. Med. 37, 123 (1923).

VEIL: Allgemeinere Grundlagen und neuere therapeutische Gesichtspunkte der inneren Medizin. Münch. med. Wschr. 1927, 1. — VERWORN, zit. nach PETERSEN u. WEICHARDT. — VOLKMANN: Über die Fieberbehandlung verschiedener Augenleiden mit einem neuen unspezifischen Heilmittel (Pyrifer). Z. Augenheilk. 65 (1928). — VOLLMER: (1) Zur Biologie der Haut. Z. exper. Med. 1924, Nr. 40. — (2) Die biologische Bedeutung der Haut. Zbl. Kinderheilk. 16, 161 (1924).

WAGNER-JAUREGG: Behandlung der progressiven Paralyse und Tabes. Münch. med. Wschr. 1909 u. Wien. klin. Wschr 1921, 171. — WALINSKI: (1) Über die schmerzstillende Wirkung der Intrakutaninjektion mit Normosal. Dtsch. med. Wschr. 1927, Nr. 16. — (2) Über künstliche Hyperthermie auf physikalischem Wege und deren therapeutische Verwendung. Med. Klin. 1928, Nr. 13. — WALLER u. BRANDT: Behandlung der progressiven Paralyse mit saurer Kost. Arch. f. Psychiatr. 83 (1928). — WALTERHÖFER: Experimentelle Untersuchungen über Leukocytenschwankungen. Dtsch. Arch. klin. Med. 1926, 135. — WASSERMANN: Über eine neue Art von künstlicher Immunität. Berl. klin. Wschr. 35, Nr. 1, 4 (1898). — WASSERMANN u. TAHAKI: Über tetanusantitoxische Eigenschaften des normalen Nervensystems. Berl. klin. Wschr. 35, 5 (1898). — WEHSARG, vgl. FÖRTIG u. WEHSARG. — WEICHARDT: (1) Die Leistungssteigerung als Grundlage der Proteinkörpertherapie. Erg. Hyg. 5, 275 (1922). — (2) Unspezifische Immunität. Fischer 1926. — (3) vgl. PETERSEN u. WEICHARDT. — (4) vgl. SCHITTENHELM, WEICHARDT u. GRIESHAMMER. — WERTHEIMER, vgl. ABDERHALDEN u. WERTHEIMER. — WIECHMANN u. HORSTER: (1) Physikalische und chemische Untersuchungen des Blutes bei der experimentellen Malariainfektion des Menschen. Dtsch. Arch. klin. Med. 152, 136 (1926). — (2) Über das Serum-Eiweißbild bei der experimentellen Rekurrensinfektion der Ratte. Dtsch. Arch. klin. Med. 151 (1926). — WEITZMANN: (1) J. of exper. Med. 44, 409 (1926). — (2) vgl. KLIGLER u. WEITZMANN. — WITSCH, vgl. DIENER u. WITSCH. — WOHLGEMUT u. YAMASAKI: Über die Fermente in der Haut. Klin. Wschr. 1924, Nr. 25. — WOLFF, L. K.: Über unspezifische Therapie. Z. exper. Med. **67**, 683 (1929). — Wolff-Eisner: Über die experimentellen Grundlagen der Proteinkörpertherapie. Klin. Wschr. **1927**, Nr. 12. — Wollheim: (1) Vegetatives Nervensystem und Elektrolytverteilung. Biochem. Z. **1924**, 151. — (2) Untersuchungen über lokale Veränderungen in der Blutzusammensetzung und Blutverteilung. Z. exper. Med. **52** u. **53** (1926) und Klin. Wschr. **1925**, Nr. 41. — Wright, Lit. zit. bei Wolff.

Yamasaki, vgl. Wohlgemut u. Yamasaki.

Zahler: Fieberbehandlung der Tabes dorsalis. Med. Wschr. **1928**, Nr. 28. — Zimmer: (1) Wandlungen von der unspezifischen parenteralen Proteinkörpertherapie zur regulativen Reiztherapie. Münch. med. Wschr. **1924**, Nr. 25. — (2) Orale Reiztherapie. Leipzig: F. C. W. Vogel 1926. — Zimmer u. Fehlow: Zur Technik der Tierblutbehandlung des Morbus Basedow. Münch. med. Wschr. **1929**, 1046. — Zinn u. Katz: Biologische Einwirkung von der Haut auf den gesunden und tuberkulösen Organismus (Tuberkulose-Bibliothek Nr. 27). Leipzig: J. A. Barth 1927. — Zondek, S. G.: Die Elektrolyte. Berlin: Julius Springer 1927.

Neue therapeutische Wege. Osmotherapie — Proteïnkörper-therapie — Kolloidtherapie. Von Professor Dr. **Karl Stejskal.** 398 Seiten. 1924.
RM 9.50; gebunden RM 10.50

Grundlagen der Osmotherapie. Von Professor Dr. **Karl Stejskal.** Mit Anhang: **Zur Technik der intravenösen Injektion.** Von Dr. Friedrich Eckhart. Mit 2 Kurven im Texte. 215 Seiten. 1922.
Gebunden RM 6.—

Die oligodynamische Wirkung der Metalle und Metallsalze. Von Privatdozent Dr. **Paul Saxl,** Assistent der I. Medizinischen Klinik in Wien. („Abhandlungen aus dem Gesamtgebiet der Medizin".) 57 Seiten. 1924.
RM 1.70

Für Abonnenten der „Wiener Klinischen Wochenschrift" ermäßigt sich der Bezugspreis um 10%.

Die Abderhaldensche Reaktion. Ein Beitrag zur Kenntnis von Substraten mit zellspezifischem Bau und der auf diese eingestellten Fermente und zur Methodik des Nachweises von auf Proteïne und ihre Abkömmlinge zusammengesetzter Natur eingestellten Fermente. Von Professor Dr. med. et phil. h. c. **Emil Abderhalden,** Geheimem Medizinal-rat, Direktor des Physiologischen Instituts der Universität Halle a. d. S. Fünfte Auflage der „Abwehrfermente". Mit 80 Textabbildungen und 1 Tafel. XXII, 356 Seiten. 1922.
RM 13.25

Konstitutionsserologie und Blutgruppenforschung. Von Dr. **Ludwig Hirszfeld,** Stellvertretendem Direktor des Staatlichen Hygiene-Instituts, Warschau. Mit 12 Abbildungen. IV, 235 Seiten. 1928.
RM 18.—

Die Technik der Blutgruppenuntersuchung für Kliniker und Gerichtsärzte. Nebst Berücksichtigung ihrer Anwendung in der Anthropologie und der Vererbungs- und Konstitutionsforschung. Von Dr. **Fritz Schiff,** Abteilungsdirektor am Städtischen Krankenhaus im Friedrichshain, Berlin. Zweite, vermehrte Auflage. Mit 32 zum Teil farbigen Abbildungen. VI, 91 Seiten. 1929.
RM 8.60

Die Individualität des Blutes in der Biologie, in der Klinik und in der gerichtlichen Medizin. Von Dr. **Leone Lattes,** Professor an der Universität Modena. Nach der umgearbeiteten italienischen Auflage übersetzt und ergänzt durch einen Anhang: **Die forensisch=medizinische Verwertbarkeit der Blutgruppendiagnose nach deutschem Recht.** Von Dr. **Fritz Schiff,** Abteilungsdirektor am Städtischen Krankenhaus im Friedrichshain, Berlin. Mit 48 Abbildungen. VI, 226 Seiten. 1925.
RM 9.60

Die konstitutionelle Disposition zu inneren Krankheiten.
Von Dr. **Julius Bauer**, Privatdozent für Innere Medizin an der Universität Wien. D r i t t e, vermehrte und verbesserte Auflage. Mit 69 Abbildungen. XII, 794 Seiten. 1924. RM 40.—; gebunden RM 42.—

Vorlesungen über allgemeine Konstitutions= und Vererbungslehre.
Für Studierende und Ärzte. Von Dr. **Julius Bauer**, Privatdozent für Innere Medizin an der Universität Wien. Z w e i t e, vermehrte und verbesserte Auflage. Mit 56 Textabbildungen. IV, 218 Seiten. 1923. RM 6.50

Allgemeine Konstitutionslehre in naturwissenschaftlicher und medizinischer Betrachtung.
Von **O. Naegeli**, o. ö. Professor der Inneren Medizin an der Universität und Direktor der Medizinischen Universitätsklinik Zürich. Mit 14 Abbildungen. V, 118 Seiten. 1927. RM 9.60; gebunden RM 11.40

Konstitution und Vererbung in ihren Beziehungen zur Pathologie.
Von Professor Dr. **Friedrich Martius**, Geheimem Medizinalrat, Direktor der Medizinischen Klinik an der Universität Rostock. (Aus: „Enzyklopädie der klinischen Medizin", Allgemeiner Teil.) Mit 13 Textabbildungen. VIII, 259 Seiten. 1914. RM 12.60

Einführung in die allgemeine und spezielle Vererbungspathologie des Menschen.
Ein Lehrbuch für Studierende und Ärzte. Von Dr. **Hermann Werner Siemens**, Privatdozent für Dermatologie an der Universität München. Z w e i t e, umgearbeitete und stark vermehrte Auflage. Mit 94 Abbildungen und Stammbäumen im Text. IX, 286 Seiten. 1923. RM 12.—

Konstellationspathologie und Erblichkeit.
Von Dr. **N. Ph. Tendeloo**, o. ö. Professor der Allgemeinen Pathologie und der Pathologischen Anatomie, Direktor des Pathologischen Instituts der Reichsuniversität Leiden. IV, 32 Seiten. 1921. RM 1.20

Einführung in die Vererbungs=Wissenschaft.
Ein Lehrbuch in einundzwanzig Vorlesungen. Von Professor Dr. **Richard Goldschmidt**, 2. Direktor des Kaiser Wilhelm-Instituts für Biologie in Berlin-Dahlem. F ü n f t e, vermehrte und verbesserte Auflage. Mit 177 Abbildungen. IX, 568 Seiten. 1928. RM 30.—; gebunden RM 32.40

Physiologische Theorie der Vererbung.
Von Professor Dr. **Richard Goldschmidt**, 2. Direktor des Kaiser Wilhelm-Instituts für Biologie in Berlin-Dahlem. Mit 59 Abbildungen. VI, 247 Seiten. 1927. RM 15.—